DES

RÉSULTATS IMMÉDIATS ET ÉLOIGNÉS

DU

TRAITEMENT ÉLECTRIQUE

DES

FIBROMES UTÉRINS

PAR LA MÉTHODE DU DOCTEUR APOSTOLI

PAR

Mlle Félicia JAKUBOWSKA

DOCTEUR EN MÉDECINE DE LA FACULTÉ DE PARIS

PARIS
OCTAVE DOIN, ÉDITEUR
8, PLACE DE L'ODÉON, 8

1890

DES

RÉSULTATS IMMÉDIATS ET ÉLOIGNÉS

DU

TRAITEMENT ÉLECTRIQUE

DES

FIBROMES UTÉRINS

PAR LA MÉTHODE DU DOCTEUR APOSTOLI

PAR

Mlle Félicia JAKUBOWSKA

DOCTEUR EN MÉDECINE DE LA FACULTÉ DE PARIS

PARIS
OCTAVE DOIN, ÉDITEUR
8, PLACE DE L'ODÉON, 8

1890

A MA MÈRE

A LA MÉMOIRE DE MON PÈRE

A MON FRÈRE

A MON PRÉSIDENT DE THÈSE

M. LE PROFESSEUR TARNIER

Membre de l'Académie de médecine, de la Société de Chirurgie,
De la Société de médecine publique et d'hygiène professionnelle,
Membre honoraire de la Société médicale de Londres
Et de la Société de Gynécologie d'Amérique,
Chevalier de la Légion d'honneur

A M. LE DOCTEUR TILLAUX

Professeur agrégé à la Faculté de médecine de Paris
Chirurgien des hôpitaux

Hommage et Reconnaissance

A M. LE PROFESSEUR POTAIN
A M. LE PROFESSEUR PINARD

A MES PREMIERS MAITRES

MM. LES PROFESSEURS DE LA FACULTÉ DE MÉDECINE DE GENÈVE

DES RÉSULTATS IMMÉDIATS ET ÉLOIGNÉS

DU TRAITEMENT ÉLECTRIQUE

DES FIBROMES UTÉRINS

AVANT-PROPOS

Pendant ces dernières années, on a tant écrit sur le traitement électrique des fibrômes utérins, qu'il semblerait inutile d'aborder encore une fois cette question. Mais le nombre des travaux qu'on y a consacrés prouve que les opinions diffèrent encore à ce sujet et que l'heure de clore le débat n'est pas venue. C'est pourquoi nous nous sommes cru autorisée à apporter quelques documents nouveaux à l'étude de ce chapitre important.

Malgré l'empressement avec lequel la méthode Apostoli fut adoptée à l'étranger, malgré la justice que quelques-uns lui ont rendue en France, nous voyons s'élever contre elle deux grandes objections ; celles-ci, en admettant qu'elles soient fondées, suffiraient à la faire condamner à tout jamais. On a dit que:

1° La méthode Apostoli *est dangereuse* (15).

2° *Les résultats obtenus sont passagers* (Bouilly (113).

1. *Les chiffres entre parenthèses renvoient à l'index bibliographique.*

Après avoir suivi, pendant bien des mois, la clinique particulière du Dr Apostoli, nous sommes parfaitement convaincue du mal fondé de la première proposition. Certes, notre conviction est un bien médiocre argument ! Le seul vraiment irréfutable qu'on puisse donner c'est de publier toutes les observations de malades électrisées en 8 ans. M. le Dr Apostoli l'a fait en 1884, pour les deux premières années (7), il l'a fait encore en 1887, au Congrès de Dublin (23) pour les suivantes, il le fera probablement bientôt pour les trois années dernières. Nous ne saurions que copier sa statistique, sans aucune part de travail personnel. Laissons donc plutôt ce point de côté. En rapportant au chapitre IV les résultats obtenus par les principaux expérimentateurs, nous aborderons forcément la question du danger ou plutôt de l'innocuité de la méthode ; ce ne seront toujours pas nos recherches personnelles.

C'est la seconde objection qui nous a donné l'idée de faire ce modeste travail. Pour établir la symptomatologie des fibrômes, plusieurs années après la cessation du traitement électrique, nous avons résolu de continuer en quelque sorte la thèse du Dr Carlet ; ce travail publié en 1884 contient une centaine d'observations de malades traitées par M. Apostoli pendant une période de deux ans, 1882-84.

Parmi ces malades, les unes sont parties sans adresse, d'autres ont interrompu trop rapidement leur traitement, d'autres encore furent soumises à plusieurs médications différentes, de sorte que nous avons dû nous contenter d'un petit nombre d'observations (douze) ; nous avons essayé de les continuer pendant les 6 dernières années, grâce d'abord aux notes trouvées à la Clinique et puis à nos propres constatations. Nous sommes allée personnellement au domicile des malades, pour prendre auprès d'elles ou de leur famille, tous les renseignements nécessaires. Celles que nous avons pu amener à la Clinique ont aussi été examinées au point de vue anatomique. La treizième observation (Obs. VIII) ne fait pas partie de la dite thèse, nous l'avons eue en mains par hasard, et c'est pourquoi nous la joignons aux autres, en raison de son ancienneté.

Le document que nous apportons n'aura toute sa valeur qu'à la condition d'être continué dans l'avenir. Dans une dizaine d'années il serait utile de revoir les mêmes malades, surtout celles qui n'ont pas jusqu'ici atteint la ménopause; et si, à ce moment, les résultats sont encore persistants, les partisans de l'électricité en gynécologie auront vraiment de quoi se féliciter.

Nous n'allons pas étudier l'anatomie pathologique, ni l'étiologie des fibrômes ; restant dans les limites du traitement seul, et encore du traitement électrique, nous ferons précéder la partie essentielle du travail par un aperçu historique des procédés essayés jusqu'à nos jours, de quelques détails sur la technique de M. Apostoli et sur l'action physiologique et thérapeutique du courant continu. Notre travail sera ainsi plus complet et plus clair.

Avant d'aborder ce travail nous tenons à remercier vivement M. le Dr Apostoli, qui a bien voulu mettre à notre disposition ses observations et son riche matériel d'étude. Nous y joignons des remerciements pour M. le Dr G. Gauthier, dont les indications nous ont été d'un secours très précieux.

CHAPITRE PREMIER

HISTORIQUE.

Les applications des courants continus à la médecine et à la chirurgie ont été inaugurés par les travaux de Ciniselli, de Crémone, en 1861, et de Tripier, de Paris en 1862. Mais, en ce qui touche les fibrômes utérins, c'est M. Chéron qui, en 1868 [1], a fait les premiers essais : un pôle était placé sur l'abdomen au niveau de la tumeur, l'autre, représenté par un tampon humide, était introduit dans le vagin. M. Chéron employait alors de faibles intensités, (22 él. Remak); les séances quotidiennes duraient 1 à 5 minutes. Quatre malades soignées ainsi, n'ont pas été améliorées et l'opérateur abandonna le procédé pour se servir de courants induits. Ceux-ci étant trop douloureusement supportés, M. Chéron inaugura en 1876 une méthode personnelle de *courants continus à intermittence rythmée*. Ces courants sont de faible intensité. La moyenne

1. Fanquez. *Du trait. des fibr. ut. par les intermittences du courant continu.* p. 644-716. *Revue. méd. chirur. des mal. des femmes,* 1888. Amlard. *Du trait. palliatif des corps fibreux de l'utérus par les cour. continus à intermittence rythmée,* 1889, thèse de Paris. *Rev. Méd. Chir. des mal. des femmes,* etc.

des séances est de 105 et les résultats, très lents à venir (quelquefois 8 mois).

Presque simultanément avec M. Chéron, Cutter en Amérique fit des essais sur l'électrolyse des fibrômes, mais avec un procédé tout différent. Ainsi que nous l'apprennent les travaux de son élève, Semeleder [1] et sa propre communication [2], ce praticien enfonçait à travers la paroi de l'abdomen, 2 lames métalliques pointues et cannelées, à arêtes légèrement émoussées ; ces lames de 5 pouces de long, étaient isolées à deux pouces du manche. Si la tumeur occupait exclusivement le petit bassin, on l'attaquait par le vagin. La séance durait 3-15 minutes, et était suivie de repos au lit, pendant plusieurs jours et de piqûres de morphine, en cas de douleurs excessives.

Sur 50 cas, Cutter a eu 4 morts pendant le cours du traitement, sept fois aucune amélioration n'est survenue.

Un certain nombre de praticiens américains essayèrent cette méthode, mais sur une échelle moins large (Brown, Kimbal, Gaillard-Thomas, etc). Omboni élève de Ciniselli fit de même [3], avec quelques bons résultats. Routh et Althaus en 1873 [4] ont assuré que les courants continus d'une grande intensité, peuvent rendre des services, en provoquant un mouvement de résorption énergique. Ils

1. R. Ch. Semeleder. *Elektrolytischa Behandlung der Gebärmutter fibroide Wiener médic.* 1876.

2. Cutter. E. *The galv. treatment of the uter. fibr. full. text. of first. fifty cases*, 1887, *Americ. Journal Obst.*, 113-130-253.

3. Omboni. *Contribuzione alla cura dei tumori colla electrolysi Gaz. Med. Ital.*, 1877.

4. Sevastopoulo. Thèse de Paris, 1875.

plaçaient les deux pôles tantôt sur le col et la colonne vertébrale, tantôt dans la tumeur.

En 1878, Everett [1] préconisa les courants continus concurremment avec la faradisation dans les fibrômes. Il implantait les aiguilles d'argent dans la tumeur, soit par la voie vaginale, soit par l'abdomen ; quelquefois aussi l'électrode abdominale était formée d'un disque en cuivre. En 1885, l'auteur publia 17 observations de malades traitées de 1874-1884. La faradisation, d'après lui, serait un moyen de choix, dans les polypes ; les courants continus, à intensité faible seraient, au contraire, avantageux dans les fibrômes interstitiels et sous-muqueux (réduction et énucléation).

En 1879. M. le *D*r Aimé Martin [2] de Paris, continuant les recherches de son collègue, M. Chéron, conseilla de placer sur la muqueuse du col une olive métallique, représentant le pôle positif, et d'appliquer le pôle négatif sur l'abdomen. Il usa des mêmes courants continus, soit à intermittences rythmées, soit avec un renversement brusque pendant la séance. M. Martin a toujours réussi à arrêter les hémorrhagies et souvent il a réduit le volume de la tumeur.

Sur 10 cas : 2 succès complets en 85 et 102 séances.
— 4 résultats notables en 83, 92, 97 et 46 séances.
— 4 résultats nuls après 98, 19, 18 et 12 séances.

1. Everett. *Electricity in the treament of fibroids. New York med. Journ.*, 1885. 438 440.

2. Aimé Martin. *Annales de gynécologie*, 1879, 4 février.

M. Aimé Martin se servait de la pile de Daniell (5 à 10 élém.).

En 1881, M. Gallard [1] s'est occupé de la même question; il usa d'électrodes analogues à celles de Martin, du même nombre d'éléments et les résultats furent nuls ou à peu près.

Enfin, en 1882, M. Apostoli vint inaugurer une voie nouvelle, au milieu du chaos des tentatives ébauchées. Son mémoire, déposé à l'Académie de Médecine « *Sur un nouveau traitement électrique des fibrômes de l'utérus* » fut suivi de bien d'autres, et, en particulier, de la thèse du Dr Carlet en 1884 renfermant 94 observations de malades soumises à la *galvano-caustique intra-utérine*. Depuis, de nombreuses voix se sont élevées pour et contre cette méthode, les journaux américains et anglais surabondent d'articles consacrés à cette matière. Les sommités de la science, comme Spencer Wells, Playfair, Keith, etc., se sont déclarés partisans de la méthode nouvelle et sont venus personnellement l'étudier à Paris. D'autres aussi, comme Savage, Taylor, Elder (15), Burton (15), Tivy (40), Murray, Aveling (78), Holland (20), Steavenson (22), Parsons (36), ont expérimenté la méthode, avec des résultats satisfaisants. Au Congrès de Dublin, 1887, Lawson Tait s'éleva contre elle, la déclarant dangereuse. Depuis, eurent lieu de nombreuses discussions, entre autres celle de la Société médicale de Birmingham, celle de Nottingham, de Brighton (108), de la West London medical and surgical Society, etc., etc. (Voir Kirmisson, *Bull.* M).

1. Pégoud, thèse de Paris, 1881, no 219.

Une discussion importante s'engagea à Glasgow au congrès de 1888 à la suite d'une communication de M. Apostoli : « *Note complémentaire sur le traitement électrique des fibrômes utérins; modifications nouvelles et réponses aux objections* » (33).

En Amérique, la méthode Apostoli est l'objet d'un enthousiasme sans égal. Nous renvoyons à notre index bibl. pour juger du nombre de travaux qu'on a consacrés à ce sujet; Mundé (81) de New-York, Engelmann de Saint-Louis, Mac-Ginnis (82) et autres s'en sont déclarés de très chauds partisans ; mais c'est Martin de Chicago qui a publié le plus grand nombre d'expériences personnelles sur les résultats de la galvano-caustique intra-utérine. Il y a introduit quelques modifications particulières. Ainsi, il remplace la terre glaise par un disque concave en métal rempli d'eau et sur les bords duquel on tend une membrane animale; celle-ci s'applique sur l'abdomen pendant la séance. Cette modification, faite pour la propreté de la peau, a le grave inconvénient de diminuer la surface de l'électrode et de ne pas la laisser appliquer aussi exactement.

L'électrode interne est aussi un peu différente. Elle est formée d'une tige isolée et flexible dans la plus grande partie de son étendue ; la partie terminale seule, faite en fil de platine enroulé autour d'un fil en cuivre et représentant une surface de 2 ou 4 centimètres carrés, peut avoir une action conductrice. Martin donne à cette électrode le nom d'électrode de *concentration*. Il prétend, en effet, qu'avec une quantité faible d'électricité répandue sur une surface petite, on obtient les mêmes effets qu'avec les hautes intensités, appliquées à l'hystéromètre ordinaire. Martin avec

25 milliampères par centimètre carré, ce qui donnerait 50 ou 100 milliampères, selon le n° de son électrode, prétend obtenir des effets chimiques thérapeutiquement suffisants. (C'est la même idée qui a conduit M. Apostoli à la création de son hystéromètre en charbon). Martin cautérise successivement toute la surface de la muqueuse, en plusieurs séances. La flexibilité de l'électrode, idéal préféré des électrothérapeutes anglo-américains (Steavenson (22) Martin), est un grand obstacle à une bonne hystérométrie, aussi voyons-nous Martin avouer lui-même que dans bien des cas, il n'a pu entrer dans l'utérus. L'électrode rigide est de beaucoup préférable en cette circonstance.

Les Allemands ont aussi fait quelques travaux en électrothérapie gynécologique, sans fournir pourtant de nouveaux procédés. M. Zweifel d'Erlangen (3) rappelle, il est vrai, en 1884, l'ancienneté de ses essais en cette matière, mais le procédé qu'il décrit, ressemble si bien aux anciennes méthodes (aiguilles implantées dans la tumeur), que nous ne sommes pas en droit d'admettre une méthode allemande spéciale. Les Allemands ont très bien accueilli l'innovation de M. Apostoli. Engelmann de Kreuznach (80) est allé lui-même à Paris en 1888 et en a rapporté les meilleures impressions sur le sujet qui nous occupe. Noeggerrath (69) de Wiesbaden, défendit dans une série d'articles, la méthode Apostoli, en réfutant toutes les objections qu'on lui a faites. Brose (50) (110) s'est déclaré satisfait des résultats, obtenus depuis qu'il emploie les procédés perfectionnés. Orthmann se loue de l'emploi de l'électricité dans les fibrômes, mais il attend que l'avenir se prononce sur la valeur définitive de cette méthode (110). Enfin, Benedikt de Vienne

(41) a employé les courants continus sur une large échelle, s'étant particulièrement servi de galvano-punctures abdominales.

En Russie, l'électrothérapie gagne tous les jours du terrain, et nous voyons les professeurs Slavianski (63) et Sneguireff (communication orale), se mettre à la tête des partisans du traitement conservateur des fibrômes.

En France, l'enthousiasme en ce sens ne fut jamais bien grand. L'électricité gynécologique a rarement franchi les portes des services hospitaliers, si ce n'est à titre d'essais isolés.

Les chirurgiens, maîtres, depuis peu, de leurs séculaires ennemis, les microbes, tiennent à célébrer la victoire par des opérations plus hardies, plus radicales, et laissent dans l'ombre les procédés simples et modestes.

Dernièrement, M. Danion de Paris, revenu aux anciennes méthodes d'Aimé Martin, de Chéron, et de Mundé, a soulevé quelques discussions dans certaines sociétés savantes (113) (116) M. Délétang (51) a publié les résultats obtenus dans son service d'électrothérapie à Nantes M. Gautier de Paris (103) a aussi parlé de son expérience personnelle, et c'est à peu près tout...

Nous donnerons les résultats obtenus par ces auteurs dans le chapitre qui traite des effets thérapeutiques du courant continu.

CHAPITRE II

DESCRIPTION DÉTAILLÉE DE LA MÉTHODE DU Dr APOSTOLI

L'outillage électrique.

L'instrumentation nécessaire, pour le traitement électrique des fibrômes, comprend la pile, le galvanomètre, les conducteurs, l'électrode interne et l'électrode externe.

La pile doit répondre à une condition : c'est de pouvoir servir assez longtemps avec l'intensité de 150-250 milliampères. Cette condition n'est facilement réalisable que dans les piles à poste fixe, où l'on peut employer de grands couples. M. Apostoli se sert d'une batterie de 36 grands éléments Leclanché au chlorydrate d'ammoniaque. Les piles portatives n'atteignent jamais ce degré d'intensité, car pour être transportables, il faut que leur volume soit réduit; autrefois, M. Apostoli se servait de la pile sèche de Gaiffe, au chlorure d'arg. mais, aujourd'hui, il n'emploie que celle au bisulfate de mercure, présentant l'avantage de moins s'user (l'immersion facultative du zinc et du charbon dans le liquide, permet de suspendre le travail de l'élément, dès qu'il cesse d'être utile).

Chaque pile doit être munie d'un collecteur, permettant de faire entrer un à un chacun des éléments dans le circuit.

Le galvanomètre est l'instrument le plus important. C'est grâce à lui que nous pouvons doser le courant, remplacer « par une précision mathématique le vague de l'empirisme » (Apostoli). L'ancienne méthode, de mesurer l'intensité du courant par le nombre de couples, est absolument infidèle, car: 1° la quantité d'électricité, produite par différentes piles, n'est pas la même ; 2° dans la même pile, le débit varie d'un jour à l'autre; 3° la résistance, offerte par la peau de la malade, diffère d'après les sujets et l'état d'humidité.

Le meilleur galvanomètre est celui de Gaiffe, divisé en milliampères (jusqu'à 300).

Les conducteurs ou rhéophores sont formés de fils métalliques recouverts de soie; ils doivent être en même temps souples, pour permettre le maniement des électrodes et résistants, pour ne pas se laisser facilement rompre. Ils sont fixés, à l'aide d'une cheville en cuivre, aux électrodes, et c'est à ce niveau, par suite de tiraillements, que se produit le plus souvent leur rupture, accident très fâcheux, s'il survient pendant la séance (secousse pénible pour la malade).

L'électrode interne, selon l'opération qu'on se propose, peut être un hystéromètre (galvano-caustique) ou un trocart (galvano-puncture). L'hystéromètre doit être fait en métal inattaquable par les acides du pôle positif; autrement il s'userait et, de plus, il absorberait à son profit, une partie des produits de l'électrolyse. On emploie donc une tige droite en platine, mobile dans son manche, afin que sa longueur puisse varier avec la profondeur de l'utérus. Un manchon de celluloïde, long de 10 centimètres environ, entoure et isole toute la partie intra-vaginale de l'électrode. Le celluloïde a l'avantage d'être facilement aseptisé.

Dans les cas de fibrômes très hémorrhagiques ou de cavité utérine très spacieuse, M. Apostoli se sert d'une série de cylindres de charbon de cornue, de $0^{m}025$ de long, portés sur une tige métallique isolée, par une enveloppe de caoutchouc durci. Le diamètre varie de 5-20 millimètres. La muqueuse est, ainsi, plus complétement et plus également cautérisée.

Pour la *galvano-puncture*, on emploie de petits trocarts en *acier*, munis d'un petit renflement, formant arrêt à 1 centimètre de la pointe. Ce trocart, étant mis le plus souvent, en communication avec le pôle négatif, a pu être fait en métal attaquable. Le renflement a pour but d'empêcher les galvano-punctures trop profondes (eschares difficilement éliminées). Dans les cas de galvano-poncture positive M. Apostoli, a préconisé un trocart en or.

L'électrode externe ou cutanée joue un rôle fort important dans l'application de la méthode qui nous occupe. Elle consiste, comme c'est universellement connu, en un gâteau de terre glaise (terre à modeler), enveloppé de tarlatane à larges mailles, et sur lequel on place une plaque métallique, de 5-10 centimètres de côté, unie au conducteur.

C'est grâce à cette ingénieuse innovation de M. Apostoli, que l'usage de hautes intensités est devenu possible. Les anciennes plaques métalliques, recouvertes de peau de chamois mouillée, ne se moulaient que très-imparfaitement sur la peau ; se desséchant facilement, elles ne rendaient pas la surface cutanée assez humide, d'où résistance très grande au passage du courant et densité électrique considérable. Les points de contact entre la plaque et la peau étant en petit nombre, la surface utile de l'électrode devenait insuffisante pour atténuer les effets polaires du courant. Il en résultait donc, à tout instant, une vésication au niveau de l'abdomen.

La terre glaise, au contraire, permet de supporter les plus hautes intensités sans aucune souffrance ; grâce à ses propriétés adhésives et plastiques, sa surface utile est considérable, car elle pénètre dans tous les pores cutanés, créant ainsi partout une voie facile au courant ; par son humidité elle diminue la résistance de l'épiderme sous-jacent et empêche le dégagement trop considérable de chaleur.

Pour remplir toutes ces conditions elle doit être absolument dépourvue de sable, avoir une épaisseur uniforme (1 c. 1/2), et une surface aussi grande que possible (30 cent. sur 20 en moyenne).

Technique opératoire.

Soins préparatoires. — La première chose à faire ici, comme dans toute opération, est de s'entourer de précautions antiseptiques minutieuses. Tous les instruments peuvent être facilement rendus aseptiques.

Les hystéromètres et les trocarts doivent être plongés, un peu avant leur emploi, dans de l'eau bouillante, puis flambés à la lampe à alcool.

Le manchon de celluloïde, qui ne supporterait pas la flamme, peut être plongé quelques instants dans l'eau bouillante. Tous ces instruments sont ensuite plongés dans une solution antiseptique. Les électrodes de charbon sont bien nettoyées, à l'aide d'une immersion dans l'éther iodoformé.

Le médecin prendra personnellement toutes les précautions usitées avant les opérations gynécologiques. La malade doit se soumettre, pendant quelques jours avant la séance, aux injections vaginales répétées, au sublimé à 1/2000 ; une injection nouvelle sera faite immédiatement avant l'introduction de l'électrode.

Deuxièmement, il faut s'assurer du bon fonctionnement de l'appareil, afin d'éviter une interruption du courant en pleine séance. Pour contrôler l'état des couples, il faut fermer le circuit sur lui-même, en y faisant entrer successivement tous les couples un à un (faire décrire au collecteur un circuit complet). Si l'intégrité de la pile est conservée, l'aiguille du galvanomètre restera, plus ou moins, déviée durant tout le parcours de la manette ; s'il n'y a pas de déviation à un certain moment, on ira à la recherche de la cause, afin d'y remédier séance tenante, si c'est possible, d'après l'instruction qui accompagne chaque pile. Puis, on replace la manette sur le zéro du collecteur.

Il est important de s'assurer si les fils ne sont pas cassés, surtout au niveau de la cheville, si l'aiguille du galvanomètre oscille dans tout les sens et si la terre est dans les conditions d'humidité suffisantes.

La femme doit être placée en travers du lit, ou sur la table à spéculum, après avoir retiré son corset et dégrafé ses jupons. Le siége doit déborder fortement la table.

Opération.

1° On commence par appliquer le gâteau de terre glaise sur l'abdomen, au-dessus du pubis, après avoir prévenu la malade de la sensation de froid que ce contact produit. On le couvrira d'un linge sec, sur lequel la femme doit placer les deux mains, côte à côte, pour rendre plus complète la coaptation de la terre et de la peau. Si la peau présentait quelque lésion, on la protégerait à l'aide de collodion, afin d'éviter une eschare.

2° Il faut introduire l'hystéromètre dans l'utérus avec toute la douceur et la lenteur que demande un vrai cathétérisme. Le spéculum doit être rejeté dans ce cas; l'index d'une main est introduit dans le vagin, au contact de la lèvre postérieure du col et sert à guider la sonde; l'autre main tient le manche, en lui imprimant une légère propulsion en avant. L'idéal est de faire pénétrer l'électrode jusqu'au fond de la cavité utérine; mais, dans les cas où le canal déformé, tortueux, ne se laisserait que difficilement traverser, mieux vaut ne pas brusquer et s'arrêter aussi loin que l'on peut. L'index vaginal doit rester en place, en appliquant le manchon isolateur en celluloïde bien au contact du col.

3° On fixe ensuite les fils conducteurs au manche de l'électrode et, après avoir attendu un temps nécessaire pour que les impressions pénibles de la malade se dissipent, on ferme le circuit.

4° La manette du collecteur correspondant au pôle positif (pile de Gaiffe), doit être progressivement avancé, d'un bouton métallique au suivant; afin d'éviter toute souffrance, ce mouvement doit être très-lent. L'œil, suivant le galvanomètre, constate l'intensité du courant, intensité qui, en général, dans la première séance, ne devra pas dépasser 100 milliampères, mais qui, dans les suivantes, peut s'élever, sans inconvénient, jusqu'à 200 et même exceptionnellement à 250 milliampères. C'est la sensibilité individuelle qui est, au fond, le meilleur guide et il ne faut jamais que l'intensité soit assez grande pour que la malade se plaigne.

5° La durée de la séance est de 5 minutes, ou même moins, si la femme supporte mal le courant.

6° On fait cesser le courant, à l'aide du même mouvement de manette en sens inverse.

7° On retire très doucement la sonde et l'on enlève la terre glaise, en essuyant l'abdomen.

8° Une injection vaginale doit terminer l'opération.

La séance terminée, la malade doit rester au repos complet, pendant quelques heures au moins, avant de rentrer chez elle; elle doit s'aliter aussitôt qu'elle aura regagné son domicile. Autrement, la réaction habituelle pourrait avoir une intensité fâcheuse.

La fréquence des opérations doit être basée, en partie, sur la tolérance particulière à chaque malade. Il ne faut pas, en effet, faire une nouvelle application d'électricité avant que le malaise, consécutif à la précédente, ne soit complètement dissipé. Chez les femmes de la classe aisée, qui, le jour de l'opération ou même le jour suivant, peuvent rester alitées, on peut faire deux séances par semaine, mais dans la classe ouvrière, où le repos est difficile à obtenir, on ne peut guère aller au delà d'une séance par semaine. Le traitement en devient, naturellement beaucoup plus long.

Quant au nombre total d'opérations nécessaires pour guérir symptomatiquement les fibrômes, il est, comme de raison, très variable d'après les malades et la lésion, mais dans le plus grand nombre de cas, M. Apostoli a trouvé vingt à trente séances très suffisantes.

Pendant toute la durée du traitement, les femmes seront astreintes à l'antisepsie locale la plus rigoureuse (injections vaginales, lotions fréquentes), et les relations sexuelles leur seront interdites.

L'opération que nous venons de décrire est celle qui est employée dans le plus grand nombre de cas, elle porte le nom de *galvano-caustique chimique intra-utérine*. Mais quelquefois, la cavité utérine n'est pas accessible par le fait d'une déviation irréductible. M. Apostoli a recours alors aux galvano-punctures, c'est-à-dire aux ponctions faites au centre de la tumeur avec un trocart en acier, ou en or, à une profondeur de 2 à 5 millimètres. Ces galvano-ponctures constituent un procédé plus dangereux car on peut intéresser le péritoine, en créant un foyer de suppuration à élimination et antisepsie impossibles. Il faut donc s'entourer de très minutieuses précautions (11, 13) :

1° Employer les trocarts avec renflement à un centimètre de la pointe, pour éviter une ponction trop profonde.

2° *S'abstenir d'opération dans le cul-de-sac antérieur*, pour ne pas léser la vessie (fistules vésico-vaginales),

3° Rechercher soigneusement un point où *les battements artériels soient absents,* afin de ne pas s'exposer à la perforation d'un gros vaisseau.

4° Si l'hémorrhagie se produisait, on la conjurerait par l'emploi du spéculum de Gemrig, qui, dilaté au maximum, fait l'hémostase rapide par l'extension forcée du vagin.

5° Faire reposer la malade au lit pendant plusieurs jours.

6° Interdire toute relation sexuelle.

7° Faire des injections antiseptiques avant et après chaque ponction ; laisser à demeure un tampon de gaze iodoformée, jusqu'à la cicatrisation complète de l'orifice de ponction.

CHAPITRE III

EFFETS PHYSIOLOGIQUES DES COURANTS CONTINUS EN GÉNÉRAL ET AU POINT DE VUE DE LEUR APPLICATION AUX FIBROMES.

C'est Ciniselli de Crémone qui, le premier, en 1861, a étudié les effets de l'application du courant voltaïque aux tissus. Son mémoire, communiqué à la Société de Chirurgie de Paris, fut suivi, en 1862 d'un travail de A. Tripier ; tous les deux passèrent inaperçus. Tel ne fut pas le sort de la communication de Nélaton en 1864 à la même société, libre traduction d'un travail de Ciniselli, suivi de la proposition d'appliquer les courants continus aux polypes naso-pharyngiens. Depuis lors, cet agent thérapeutique a été accepté. Néanmoins, c'est à Ciniselli et à Tripier que nous devons l'explication, vraiment scientifique, du mode d'action de l'électricité galvanique sur les tissus.

Le courant continu, en traversant l'eau, la décompose en un élément *électro-positif*, l'hydrogène et en un élément *électro-négatif*, l'oxygène. Le premier se porte sur le pôle négatif, le deuxième, au contraire, sur le pôle positif. Ce fait a servi à Grothus de base pour sa célèbre théorie : toute molécule d'eau serait décomposée, d'après ce savant, en H et O qui s'orienteraient, dans chacune d'elles, d'une façon identique, c'est-à-dire que l'hydrogène occuperait la partie la plus rapprochée du pôle négatif, et ce serait l'inverse pour l'oxygène. C'est cette analyse moléculaire, avec orientation atomique, qui a reçu le nom *d'électrolyse;* elle se produit durant le passage du courant. Mais immédiatement après la cessation de ce dernier, à l'analyse succède la synthèse, chaque hydrogène se réunissant avec l'oxygène de la molécule voisine (dans la direction du pôle négatif) et, vice-versa. Toute la partie, intermédiaire aux deux pôles, rentre en équilibre, reforme de l'eau, et nous n'obtenons que dans les deux molécules extrêmes d'une rangée, les gaz à l'état libre. Ces gaz attaqueront consécutivement les corps altérables qu'ils auront à leur portée.

La même théorie peut être appliquée à tout corps et à tout tissu, pourvu qu'il soit capable d'être électrolysé, c'est-à-dire, conducteur d'électricité et liquide. Nous savons que nos organes et tissus sont, en somme, formés de composés chimiques de plus en plus simples: quaternaires, ternaires, binaires et primaires. Ces derniers peuvent être facilement compris dans deux groupes (38).

Électro-négatifs	*Électro-positif*
Oxygène	Hydrogène
Soufre	Fer
Azote	Manganèse
Fluor	Magnésium
Chlore	Calcium
Phosphore	Sodium
Carbone	Potassium
Silice	

Les composés binaires, eux aussi, peuvent être divisés en acides négatifs, bases positives et sels neutres, formés par la réunion des deux précédents.

Les autres composés plus complexes peuvent toujours être représentés par la réunion de deux éléments à polarisation différente et, par conséquent, facilement séparables.

Si un courant vient à traverser un tissu organisé, comme par exemple le fibrôme, nous avons à envisager deux temps différents :

1° Toutes les molécules des parties liquides du tissu intéressé subissent une division en éléments acides et en éléments basiques, s'orientant dans leur direction respective. Cette orientation persiste tant que passe le courant.

2° Dès que le courant cesse, la partie acide d'une molécule se réunit à la partie alcaline de la molécule voisine, et ainsi, sur toute la rangée de molécules, jusqu'aux deux extrêmes, où il reste, à l'état libre, l'acide au pôle positif, et l'alcali au pôle négatif. Cette reconstutition connue sous le nom de dépolarisation de l'électrolyte engendre un courant de direction inverse par rapport à celui de la pile. On peut le prouver en supprimant la communication avec la pile : on constate alors au galvanomètre une déviation, de sens contraire, qui persiste encore quelques instants. Dans le voisinage des électrodes, les acides et les alcalis mis en liberté, se combinent, soit avec la substance de l'électrode même, si cette dernière est attaquable, soit avec le tissu qu'ils *cautérisent*. C'est ce phénomène de synthèse, ce second temps de toute galvanisation, qui constitue, pour les tissus, ce qu'on appelle la *galvano-*

caustique chimique positive ou *négative*, selon le pôle considéré.

Telle est la série de phénomènes qu'il nous a été jusqu'ici donné de connaître. Si, dans l'avenir, on met plus de zèle à étudier l'action physiologique et thérapeutique de l'électricité, en général, et des courants continus, en particulier, ce chapitre s'enrichira probablement de données plus précises et plus détaillées; pour le moment, nous n'avons pu tracer que les lignes générales. Il s'agit de voir maintenant, comment on a utilisé les effets de la galvanisation.

Le phénomène le plus tangible, le plus grossier, pour ainsi dire, l'apparition des acides ou des alcalis au voisinage des électrodes, a naturellement le plus attiré l'attention, et les chirurgiens eux-mêmes l'ont utilisé pour cautériser les tissus. On s'est aperçu que l'eschare produite par l'application du pôle positif, diffère beaucoup de celle du pôle négatif, la première étant dure et sèche, la seconde molle et dépressible. Les cicatrices venues à la suite, conservent aussi un caractère différent (Tripier), les positives étant sèches, dures, très rétractiles, tandis que les négatives sont molles et dépressibles. « La vieille « distinction des caustiques en coagulants et fluidifiants « établie sur la considération des eschares pouvait être « poursuivie jusque dans les cicatrices[1] (Tripier). » La première opération par la galvano-caustique chimique fut la destruction des rétrécissements de l'urèthre par le pôle négatif, au sujet de laquelle Mallez et Tripier firent

1. Tripier. *Electrolyse et Galvano-caustique.*

en mai 1864, à l'Académie des Sciences, une communication importante.

Quant à l'*électrolyse* et à la *dépolarisation*, processus intéressant la substance intermédiaire aux deux pôles, on n'a par cherché à les utiliser isolément. C'est un effet, néanmoins, qui accompagne tout passage de courant constant et qui paraît produire une action *trophique* sur le tissu intéressé,dont il augmente la vitalité, les échanges nutritifs, l'exosmose et l'endosmose. C'est, à nos yeux, le point le plus important de l'histoire de la galvanisation, c'est son action vraiment *spéciale*.

D'après M. Gariel (*Électricité*, t. II) cette influence augmenterait en raison directe du *carré de l'intensité du courant*.

Voici ce que M. Lapthorn Smith, professeur de gynécologie à Montréal, chirurgien de l'hôpital des femmes, dit à ce propos : (*A year's, expérience with Apoli's method*). « A côté de l'action électrolytique du courant continu, « nous avons l'effet remarquable qu'il exerce sur les « nerfs trophiques, action qui nous porterait à croire que « le courant électrique ressemble beaucoup au courant « vital. Les nerfs trophiques président à la quantité de « sang qui coule dans les vaisseaux et aux échanges de « matériaux dans les tissus, aussi bien qu'à l'absorption « de substances étrangères par les lymphatiques. Nous « savons qu'il dépend, dans une limite très étendue, de « la somme d'influx nerveux reçu par les cellules que « celles-ci se maintiennent au niveau normal ou dégé- « nèrent.

« En étudiant l'histoire des cas de fibrômes que j'ai

« pu observer, je suis arrivé à considérer que ces fibrômes « sont dus, à l'origine, à un défaut de vitalité de l'utérus, « accompagné d'un ralentissement de la circulation. De « sorte que, s'il survient un obstacle à la circulation de « l'utérus, et nous savons tous combien ces obstacles sont « grands chez les femmes de nos jours, avec leurs cor- « sets serrés, leurs intestins constipés, leur manque « d'exercice, si l'une de ces causes s'oppose à la circu- « lation en retour, le sang stagne et il en exsude une « matière fibro-plastique. Si les absorbants sont actifs, « l'exsudat peut être repris ; dans le cas contraire, il « reste et, après quelque temps, s'organise en tissu fi- « breux ».... « Dans tous mes cas, les malades avaient tou- « jours eu de la constipation et presque toutes avaient des « occupations sédentaires ou intellectuelles. De plus, « presque tous les fibrômes débutent dans la moitié posté- « rieure du fond de l'organe où la circulation est le plus « difficile.

« Eh bien ! le courant continu active la nutrition dans « ce point en augmentant la circulation et les échanges, « en d'autres termes, en agissant comme le meilleur des « altérants. *Certainement dans les cas de petits fibrômes, « le courant continu ne manque jamais de les faire dispa- « raître.* Ceci me rappelle le fait que, dans bien des « cas de fibrômes, il y a un exsudat considérable « dans le tissu cellulaire environnant ; or, sous l'action « du traitement électrique, ce qui disparaît d'abord, c'est « l'exsudat, de sorte que ce qui paraissait une tumeur « volumineuse et unique se réduit en un certain nombre « de masses dures. »

Après ces données générales, cherchons maintenant à voir par quel mécanisme l'application de la méthode Apostoli pourra agir sur les fibrômes.

Ainsi dans le procédé, appelé *galv. caust. chimique positive*, c'est-à-dire quand le pôle positif est représenté par l'hystéromètre en platine et le pôle négatif par la plaque de terre glaise, nous pouvons obtenir les phénomènes suivants : sur la muqueuse utérine il *se dégage des acides ;* ceux-ci ne pouvant se combiner avec la substance de l'hystéromètre, exerçent toute leur action sur la muqueuse même qu'ils *cautérisent* ou sur le sang (en cas d'hémorrhagie) qu'ils coagulent (pôle hémostatique) *;* la tumeur est parcourue, de la cavité utérine vers la surface, par une multitude de courants, divergents comme les rayons d'un segment de roue, dont l'essieu serait à la cavité; dans leur ensemble ils forment un cône plein, dont la terre glaise représente la base et l'hystéromètre le sommet.

Le chemin que parcourent les courants particuliers peut être aussi bien une ligne droite qu'une courbe, selon *la résistance* relative de la tumeur et du tissu avoisinant.

Si l'hystéromètre est, sur tous les points, en contact avec la tumeur, celle-ci sera forcément parcourue par le courant, mais si, par place, il y a des noyaux sains ou moins résistants, il est facile d'admettre que le courant s'y précipitera et que le fibrôme ne sera que côtoyé. C'est pour cela que les méthodes extra-utérines, *a priori* devraient être condamnées, car elles exposent bien plus à ne pas intéresser le tissu malade, la voie étant toute ouverte au courant par les culs-de-sac du vagin vers l'électrode externe ;

tandis que dans le procédé intra-utérin, surtout s'il s'agit de fibrôme interstitiel total, le courant ne saurait faire autrement que de traverser le tissu fibreux, toutes les autres voies lui étant fermées.

Quant à la surface cutanée (pôle négatif) où se dégagent les alcalis, ces derniers sont trop dilués, trop étendus, tant par la présence de l'eau contenue dans la terre glaise, que par la répartition sur une grande surface pour qu'ils puissent exercer aucune action caustique. C'est un pôle absolument inactif au point de vue thérapeutique.

La galvano-caustique positive aurait la propriété de décongestionner l'utérus et de diminuer sa tendance hémorrhagique et la leucorrhée. En outre, le point le plus important de son histoire est l'action *d'antiseptique* du pôle positif, action mise en évidence par les expériences de MM. Apostoli et Laquerrière. Dans la première série de ces expériences, communiquées à l'Académie des Sciences le 12 août 1889, on plaçait les deux pôles aux deux extrémités d'une même éprouvette, contenant un bouillon de culture. On a ainsi pu démontrer l'action microbicide du courant, après avoir fait des ensemencements et des inoculations avec la culture ainsi traitée. Les expérimentateurs ont conclu que :

1) *L'action du courant galvanique sur les cultures est en rapport avec l'intensité du courant évaluée en milliampères.*

2) Pour une même intensité et toutes choses égales d'ailleurs, il convient de tenir *peu de compte de la durée de l'application* du courant.

3) *Un courant de 300 milliampères et au-dessus tue constamment la bactéridie charbonneuse.*

4) *Un courant de 200-250 milliampères appliqué pendant 5 minutes ne détruit pas sûrement et constamment la virulence*, quelques cobayes inoculés meurent encore, mais plus tardivement que les témoins inoculés comparativement avec la même culture qui n'a pas été soumise à l'action du courant.

Depuis lors, MM. Apostoli et Laquerrière ont fait une autre série d'expériences destinées à établir l'action séparée des deux pôles au point de vue anti-microbien.

A cet effet, ils ont choisi une série d'éprouvettes réunies par des renflements en verre et représentant en somme des vases communiquants. Après y avoir introduit la culture voulue, on a fait communiquer la première éprouvette avec le pôle positif par exemple, tandis que la dernière a été mise en communication avec le pôle négatif, l'éprouvette intermédiaire représentant la partie interpolaire. Or, l'action microbicide ne s'est produite *qu'au pôle positif;* le pôle positif isolé exerçait l'action antiseptique à dose électrique bien plus faible que dans les premières expériences (où les deux pôles étant contigus atténuaient leur action respective). *Ainsi le pôle positif seul tua la bactéridie charbonneuse à partir de 100 milliampères.* D'après le sentiment des opérateurs cette action spécifique tiendrait au dégagement des acides et de l'oxygène.

Dans la galvano-caustique chimique négative c'est, au contraire, le pôle négatif qui est le seul actif, et c'est lui qui est représenté par l'hystéromètre. Les alcalis dégagés à son niveau peuvent cautériser la muqueuse, en détruire les végétations, etc., etc., mais sont incapables de coaguler le sang déversé. C'est un *pôle fluidifiant*. Le courant traverse la tumeur, de la périphérie au centre, vers lequel il converge. Les acides du pôle positif restent sans action.

La galvano-caustique chimique négative paraît produire des effets congestionnants : les femmes à fibrômes douloureux, avec dysménorrhée ou aménorrhée, éprouvent quelquefois des hémorrhagies à la suite de cette opération.

L'observation clinique semble montrer aussi que la galvano-caustique négative a relativement plus d'influence sur la résorption des exsudats péri-utérins que la galvano-caustique positive. L'interprétation reste à trouver.

La troisième opération dont on peut se servir dans les applications des courants continus aux fibrômes, c'est la galvano-puncture chimique. A égale intensité, c'est un procédé beaucoup plus actif que la galvanisation intra-utérine, car d'abord la quantité d'électricité correspondante, au lieu d'être distribuée sur la surface d'un hystéromètre long de 10 centimètres par exemple, est concentrée ici sur quelques millimètres de trocart pointu ; le courant acquiert, par ce fait, une grande densité, et ses effets chimiques en sont d'autant accrus. Deuxièmement, le courant est mis *directement en contact avec la tumeur*, et *il est forcé de la traverser*, quelle que soit d'ailleurs sa résistance ; dans la galvano-caustique intra-utérine, au contraire, la tumeur se trouvant dans la paroi postérieure de l'utérus, par exemple, le courant pourrait parfaitement rejoindre la terre glaise par le fond et la paroi antérieure sans intéresser le fibrôme ; il est toujours libre, en outre, de choisir le chemin le moins résistant et nous ne pouvons jamais affirmer quelle est la force et la quantité d'électricité appelée à parcourir et conséquemment à modifier le néoplasme.

Mais aussi, comme nous l'avons déjà dit, la galvano-puncture est un procédé beaucoup plus délicat à appliquer et il ne faut y recourir que dans des indications spéciales.

Comparaison de la méthode Apostoli avec celles qui l'ont précédée.

Après avoir étudié les points les plus importants de la méthode en question cherchons à voir en quoi consiste son originalité, sa caractéristique et sa supériorité.

Les méthodes anciennes étaient	La méthode Apostoli est
1. *Vagues et variables*	*Bien définie*
On employait tantôt les courants continus, tantôt les induits.	On emploie exclusivement les courants continus.
2. *Sans dosage exact*	*Précise*
On jugeait de l'intensité par le nombre de couples mis en action, moyen infidèle et variable d'un jour à l'autre.	Grâce aux nouveaux galvanomètres de Gaiffe donnant la mesure exacte de l'électricité dépensée et utilisée dans l'utérus.
3. *Insuffisamment actives*	*Très active*
On ne dépassait pas 50 milliampères.	On emploie *les hautes intensités* jusqu'à 200-250 milliampères. Or, nous savons que l'action électrolytique et trophique paraît augmenter en raison directe du carré de l'intensité (Gariel. *Électricité*, T. II.

Les méthodes anciennes étaient	La méthode Apostoli est
4. *Extra-utérines* (Chéron, Routh)	*Intra-utérine*
Sans influence sur la cavité utérine et la métrite concomitante.	Modifiant favorablement l'état de la muqueuse par la cautérisation chimique.
4. *Dangereuses* (Culter, Semeleder, Everett)	*Inoffensive*
Car elles consistaient en galvano-punctures abdominales ou faites à une grande profondeur.	La galvano-puncture est toujours vaginale et peu profonde.
6. *Peu antiseptiques*	*Antiseptique*
Par le fait de la faible intensité.	En raison de la forte cautérisation de son pôle actif qui, surtout si c'est le positif, détruit les microbes.
7. *Intolérables sans anesthésie.*	*Très tolérable malgré les très hautes intensités.*

CHAPITRE IV

ACTION THÉRAPEUTIQUE DES COURANTS CONTINUS APPLIQUÉS AUX FIBRÔMES.

Tous ceux qui ont étudié par eux-mêmes les applications du galvanisme à la gynécologie, sont à peu près unanimes à en proclamer les très favorables résultats. Pour simplifier la question, nous ne citerons les impressions que de ceux qui ont expérimenté la méthode Apostoli *dans toute sa rigueur*.

Au congrès de Dublin, le 2 août 1887, M. Apostoli lui-même parla de ses résultats dans les termes suivants (23) :

« *Anatomiquement* parlant, tout fibrôme assez longtemps traité, quelquefois même au bout d'un mois, doit subir *un retrait* manifeste, perçu directement et par le toucher et par l'hystérométrie.

« La régression plus grande obtenue, après quelques mois et qui généralement varie d'un cinquième à la moitié, coïncide avec une accumulation parallèle et simultanée de tissu graisseux sous-cutané abdominal.

« Cette régression non seulement apparaît pendant le traitement, mais elle se continue, le plus souvent, une fois le traitement terminé, et devient ainsi la signature posthume de son bienfait.

« La régression coïncide, le plus souvent, avec un

désenclavement du fibrôme, qui, d'immobile qu'il était le plus souvent au début, acquiert progressivement, une mobilité très grande, par suite de la disparition probable de la cellulite légère qui entoure si fréquemment le fibrôme.

« A côté de cette marche vers la régression, apparaît un phénomène nouveau, c'est la tendance du fibrôme à se séparer de l'utérus, à se sous-péritonéaliser, à se déchatonner, pour ainsi dire de la paroi utérine, tout en se pédiculisant.

« B. *Cliniquement*, les résultats ne sont pas moins brillants, je dirai même qu'ils s'imposent davantage, car ici ils ont pour témoins et la malade et le médecin.

« D'un mot on peut les résumer : c'est la suppression
« 95 fois sur 100 de tous les phénomènes qui constituent
« le cortége obligatoire du fibrôme et que l'on peut classer
« hiérarchiquement ainsi :

Hémorrhagie.

Dysménorrhée.

Aménorrhée.

Troubles nerveux ou douloureux directs et par compression, ou réflexe.

« En résumé, si la *régression anatomique totale du fibro-*
« *me est au-dessus de nos ressources thérapeutiques*, du
« côté symptomatique, nous pouvons assister à une vraie
« résurrection, et de ce côté, j'ose affirmer que *la plupart*
« des femmes sont et restent totalement guéries ».

« Je dis la plupart, car vous savez qu'il n'y a rien d'in-
« faillible, surtout en médecine ». « Mes insuccès se rap-
« portent presque tous à des fibrômes, où l'emploi des
« hautes intensités a été impossible, par suite d'une *intolé-*

« *rance absolue*. Tels sont trois cas de fibrômes ascitiques.
« J'ai vu également cette même intolérance chez certaines
« hystériques à utérus très irritable, et dans les phleg-
« masies péri-utérines et intestinales. Dans les tumeurs
« fibro-kystiques, dont j'ai trois exemples probants, la gal-
« vano-caustique intra-utérine est souvent insuffisante. »

Parlant ensuite de l'innocuité de sa méthode, M. Apostoli s'appuie sur les chiffres suivants :

De 1882 à 1887, il a traité 403 malades avec un nombre total de séances de 5201. « Sur ce nombre, dit-il, je n'ai eu à déplorer que *deux décès* pour lesquels je revendique *moi seul et* non la méthode toute la responsabilité ». « Il y a eu, en effet, d'un côté, une erreur presque fatale de diagnostic, qui m'a fait méconnaître un kyste de l'ovaire suppuré, ayant entraîné une péritonite mortelle, et, de l'autre, la mort a été due à une ponction trop profonde qui a entraîné un sphacèle intra-péritonéal qui n'a pu s'éliminer à l'extérieur ».

« J'ai, de plus, à accuser dix phlegmons péri-utérins, dans l'espace de cinq années, provoqués ou réveillés par le traitement, et cela parce que plusieurs fautes opératoires avaient été commises, surtout au début de ma pratique :

a) Fautes contre l'antisepsie qui avait été nulle ou incomplète.

b) Application trop brutale et trop intense du pôle négatif dans les phlegmasies péri-utérines sub-aiguës.

Il faut savoir, en effet, que le pôle négatif, congestionnant par lui-même, est une arme à double tranchant.

« Mais quand je vous aurai dit que cette gynécologie

« opératoire se fait dans des conditions que personne n'avait « osé tenter jusqu'ici, sur des malades qui, pour la plupart « marchent presque immédiatement après, qui ne séjour- « nant que très rarement au lit, et qui, échappant à ma « surveillance, sont exposées à tous les sévices de la vie « ordinaire, vous vous demanderez alors quelle est la clef de « ce prétendu mystère, de l'innocuité si grande de ma mé- « thode et je n'aurai qu'un mot à vous répondre, c'est « que le courant galvanique intra-utérin que j'emploie, « à haute dose, est un véhicule personnel *d'antisep-* « *sie.* »

Donc pour résumer l'opinion de M. Apostoli disons :

1) Au point de vue anatomique :

a) *Régression d'un tiers en moyenne, sans disparition complète.*

b) *Mobilisation de la tumeur*, c'est-à-dire résorption des adhérences.

c) *Pédiculisation* en dehors ou en dedans.

2) Au point de vue symptomatique :

a) *Arrêt des hémorrhagies.*

b) *Suppression des douleurs et de la dysménorrhée.*

c) *Suppression des troubles réflexes (digestifs, cérébraux).*

Après avoir entendu l'opinion, en cette matière, la plus autorisée, voyons les résultats obtenus par d'autres expérimentateurs à l'étranger.

MM. Keith père et fils (86), célèbres chirurgiens d'Edimbourg, dans un ouvrage dont la traduction française, vient de paraître publient 106 observations de malades atteintes de fibrômes et traitées par eux avec la méthode Apostoli. Toutes ces malades présentaient des symptômes assez graves, pour justifier une intervention chirurgicale (grandes douleurs ou hémorrhagies profuses). Le traitement électrique a suffi pourtant à amener la guérison symptomatique dans la très grande majorité des cas. MM. Keith ne comptent qu'un petit nombre de demi-succès et d'échecs, dont ils accusent leur toute jeune expérience. Depuis deux ans ces chirurgiens *n'ont pas fait une seule hystérectomie ni castration*, et leur enthousiasme va jusqu'à promettre de n'en plus faire à l'avenir.

M. Lapthorn Smith (73), après avoir essayé la méthode pendant toute une année, a obtenu les résultats suivants :

L'hémorrhagie a été constamment arrêtée;

Les exsudats péri-utérins résorbés ;

La constipation combattue ;

Les tumeurs petites totalement disparues.

Il n'y a pas eu un seul accident malgré le grand nombre de séances.

M. le Dr Holland (20) publia, en 1887 et en 1888, 2 cas de fibrômes très-hémorrhagiques, traités par la galvanocaustique intra-utérine. De 2-6 séances ont suffi pour arrêter les hémorrhagies ; en outre, la tumeur se pédiculisa rapidement, descendit dans le vagin et put être extraite chirurgicalement.

Des cas analogues d'énucléation, consécutive à l'application des courants continus, ont été rapportés par Jacobi Mary Putnam (43), en Amérique, et par Fischel (65) de Prague. Dans ce dernier cas, il s'agissait de l'expulsion d'un fibrôme de la grosseur de la tête d'un fœtus (après 9 applications).

Tivy (40) publia 3 cas, où le traitement avait supprimé les hémorrhagies et réduit le volume.

Enfin un des hommes qui ont le plus travaillé dans cette direction, M. le Dr Martin (H. Franklin) de Chicago, a fait paraître dans le *Med. Rec.*, 1889, sa statistique personnelle ; sur 100 cas, il a obtenu les résultats suivants ;

95 °/₀ arrêt des hémorrhagies.
90 °/₀ suppression des douleurs.
78 °/₀ réduction du volume.
14 °/₀ pas de diminution de la tumeur.
8 °/₀ disparition complète de celle-ci.

Slaviansky, de Saint-Pétersbourg, a soumis 79 cas (dont 20 fibrômes) au traitement électrique. Les résultats ont été satisfaisants (*Archives de Tocologie*, février 1890).

Sneguireff, de Moscou, a traité 200 cas avec succès (communication orale à M. Apostoli).

En France, nous voyons M. le Dr Gautier faire à l'Académie de médecine un rapport « sur la thérapeutique intra-utérine des fibrômes utérins » (1889).

L'auteur emploie la méthode Apostoli depuis 1882, et il a traité ainsi 67 malades avec 1339 applications de galvano-caustique intra-utérine ; sur ce nombre, il a obtenu 62 guérisons symptomatiques, 4 insuccès et *1 décès*, dont la cause pourrait être attribuée aux lésions des annexes méconnues. Les premiers effets du traitement ont porté sur la douleur et l'hémorrhagie (pôle positif) ; la restauration des forces a été très évidente ; quant à la disparition du fibrôme, ce serait un fait exceptionnel, d'après M. Gautier.

Le même auteur a publié 2 cas d'énucléation de fibrômes sous l'influence de l'électricité (84).

Le Dr La Torre (de Rome) a fait paraître dans les *Archives de Tocologie* un travail sur le même sujet (58). L'auteur tend à prouver la réalité de l'élimination des fibrômes, hors des parois utérines d'abord, et hors de la cavité ensuite, grâce à l'action de l'électrolyse. Il cite 8 cas à l'appui, dont 4 appartiennent à la clinique de M. Apostoli, 1 à Holland de Londres, un autre au Dr Gelli de la clinique du professeur Chiara de Florence, 1 au Dr Mori de Brescia, et le huitième est personnel à l'auteur. Dans les deux premiers cas il s'agissait de polypes trouvés au premier examen, mais qui consécutivement au traitement, sont descendus dans le vagin et ont pu être facilement extraits. Dans les 6 cas suivants, on n'a trouvé qu'un fibrôme interstitiel avant le traitement ; après un nombre de séances, variant de 3 à 10 (5 en moyenne), le col s'ouvrit et laissa passer le polype. L'auteur est convaincu du rapport de cause à effet entre la galvano-caustique et la pédiculisation et il cite à ce propos les paroles de M. Apostoli.

« L'électricité aide souvent et accélère l'effort naturel des fibrômes, qui, par leur évolution même, ont une tendance à se libérer de la paroi utérine dans laquelle ils sont nés, pour se porter au dehors, soit vers le péritoine, soit en dedans vers la muqueuse, dans la cavité même. »

« L'électrolyse fait plus encore, assez longtemps appliquée, elle continue la marche de la libération du polype, en aidant l'utérus dans son accouchement spontané. Le col devient mou, s'efface et s'ouvre ; le polype tombe peu à peu dans le vagin, en se pédiculisant progressivement. »

Après avoir exposé les résultats de différents expérimentateurs de la méthode électrique il nous importe de mettre en regard, les diverses opinions des éminents professeurs et agrégés de cette Faculté. A la suite d'une communication de MM. Lucas-Championnière et Danion, faite le 15 juin 1889, à la Société de chirurgie de Paris, une discussion prolongée et importante eut lieu sur la valeur de la méthode Apostoli. La plupart des chirurgiens y prirent part (séances du 12, 19, 26 juin et du 3 juillet de la même année). MM. Trélat, Tillaux, Le Dentu, Segond, Kirmisson, Schwartz, Berger, se sont déclarés partisans de ce traitement dans les cas inopérables ou peu graves. Ils lui attribuent la cure symptomatique des fibrômes et donnent de nombreuses observations à l'appui.

MM. Nicaise, Terrillon et Bouilly mettent l'électricité au niveau des petits remèdes employés contre les fibrômes (curettage, dilatation du col, etc.). D'après le dernier orateur, les bienfaits observés sont peut-être dûs à la coïncidence avec l'amélioration spontanée. Ils sont, du reste, passagers.

M. Polaillon est le seul qui refuse nettement toute valeur au traitement électrique; encore reconnaît-il une légère amélioration des hémorrhagies.

On peut le voir par l'ensemble de ces diverses opinions, la plupart des auteurs s'accordent à dire que le traitement électrique est un moyen de *guérison symptomatique;* les uns en sont satisfaits et ne cherchent pas mieux ;

d'autres, ennemis des demi-mesures, demandent la cure *radicale* quand même.

Peu de voix se sont élevées d'une façon absolue contre l'électricité gynécologique. Naturellement, les innovateurs de méthodes *analogues*, mais différentes, ont souvent tâché de montrer leur procédé comme le moins dangereux et le plus efficace entre tous, et par conséquent supérieur à la méthode que nous décrivons. Mais, ce sont des critiques de détail et non d'ensemble; il est même désirable que les partisans de l'électricité gynécologique continuent leurs discussions et surtout leurs expériences; la science ne pourra qu'y gagner et la lumière n'en jaillira que plus éclatante.

L'homme qui s'est élevé avec le plus de violence et d'acrimonie contre la nouvelle application de l'électrolyse, c'est Lawson Tait, professeur de gynécologie à Queen's College de Birmingham. Cet éminent laparotomiste en a fait une critique acerbe et sans aucune réserve dans le « *Bull. médical* » du 7 novembre 1888. « Depuis 1827, dit cet auteur, l'électricité a toujours été, à part quelques exceptions, une source de désappointements pour certains praticiens, et une véritable mine d'or pour les autres ». Tantôt, en citant les opinions de ses confrères, opinions absolument conformes à celles du Dr Apostoli, il les appelle, nous ne savons pourquoi, *décourageantes* (lettre du Dr Elder de Nottingham); tantôt il se base sur des ouï-dire non confirmés. D'autre part, il nous rapporte ses essais *personnels* sur 15 malades, dont *trois sont mortes*, 9 ont dû être opérées et 3 autres encore en observation. Ici, rien à dire, la statistique est bien noire! Mais le fait s'explique, M. Lawson Tait avouant lui-même ne pas avoir étudié la méthode: « Quand il y a 18 mois, je vins à Paris, pour étudier la question, je ne trouvai rien qui me poussât à visiter la clinique du Dr Apostoli, car voir les électrodes appliquées de telle ou telle façon ne me pouvait être d'aucun service. »

Si, après avoir consulté les opinions si autorisées dans la science, nous en venons à parler des résultats de nos modestes recherches, nous sommes ammenée à nous ranger à l'opinion des plus grands partisans de l'électricité en gynécologie, au moins dans le traitement des fibrômes. Nous donnons plus loin 13 observations, de malades suivies pendant 8 ans au plus, et 5 ans au moins avec l'histoire très détaillée de tous les symptômes, accidents, etc., qui sont arrivés pendant cette période. Ces malades ont été traitées un peu différemment de la technique actuelle de M. Apostoli. On remarquera que les intensités ne dépassaient pas 100 milliampères, le pôle négatif était employé très souvent, les galvano-punctures étaient souvent d'un centimètre et demi ; tandis qu'aujourd'hui on emploie couramment 150-200 milliampères, on use plus fréquemment du pôle positif, et les galvano-punctures sont rarement plus profondes qu'un demi-centimètre. Il est possible qu'avec les procédés améliorés, les résultats soient plus rapidement obtenus, encore plus persistants, mais il faut, pour les prouver, comparer deux séries d'observations avec suites proches et éloignées, chose à faire dans 5 ou 10 ans d'ici.

Pour le moment, au point de vue où nous nous plaçons, c'est-à-dire, quant à *l'étude de la persistance des résultats*, il n'y avait pas autre chose à faire qu'à suivre les cas traités par les plus anciens procédés. Nous joignons plus loin un tableau schématique complet de toutes nos observations. Il en résulte très nettement que, sur 13 cas:

L'hémorrhagie a manqué dans 2 cas (avant le trait.)
— a été arrêtée — 11 fois (par le trait.)
La douleur a manqué avant le trait. 1 fois.
— a été supprimée par le trait 10 —
— — diminuée — 2 —

L'état général mauvais dans tous les cas A TOUJOURS ÉTÉ RESTAURÉ COMPLÈTEMENT (marche, travail, sommeil, appétit, faciès).

Le volume de la tumeur n'a pas été noté exactement, ni avant, ni après le traitement, dix fois.

Il a diminué 3 fois.

Suites éloignées :

Après cinq ans 1/2 en moyenne depuis la cessation de tout traitement les résultats *symptomatiques* se sont maintenus :

Dans 10 cas intégralement.
— 1 — un écoulement séro-sanguin a reparu et a duré 2 mois.
— 1 — retour de tous les anciens symptômes provoqués par l'énucléation spontanée d'un polype, et qui ont cessé après la disparition de celui-ci.
— 1 — Il est survenu tardivement une perte de huit jours.

Quant aux résultats *anatomiques*, ils se sont maintenus:

Dans 10 cas intégralement.
— 2 — la tumeur a augmenté légèrement.
— 1 — la tumeur a disparu totalement.

Nous voyons donc que le point le plus important dans l'histoire du traitement électrique des fibrômes est son *heureuse influence sur l'état général;* elle ne manque jamais de se produire et persiste intégralement. Quelle grande ressource pour les femmes du peuple surtout que de revenir à la possibilité de travailler, de vaquer aux soins du ménage et de rentrer dans la vie commune ! Parmi nos malades, nous en avons vu plusieurs à ventre énorme, se disant absolument guéries, n'éprouvant même pas de pesanteur, se livrant à de rudes travaux, tels que le lavage des parquets. C'est toujours une chose surprenante que de voir la lésion sans symptômes, mais il faut se souvenir que l'on est subordonné à ses nerfs, et l'on peut dire dans une certaine mesure qu'on n'est malade qu'en tant qu'on se sent l'être.

On a comparé plus d'une fois les résultats du traitement électrique aux bénéfices passagers des petites opérations. M. Nicaise a dit, par exemple, lors de la discussion de la Société de Chirurgie : « L'on a voulu établir un parallèle entre l'électrolyse et les grandes opérations. Je pense « que c'est plutôt entre l'électrolyse et les petites opérations « qu'on devra l'établir (113). »

M. Terrillon ajoute de son côté : « En résumé, je crois « que ce traitement peut agir dans trois circonstances : « premièrement contre certaines hémorrhagies, mais au « même titre que d'autres manœuvres telles que la dilatation du col, etc. (113). »

Or, avec les données fournies par nos observations, nous sommes en mesure de contredire les assertions de ces auteurs.

Il n'est pas prouvé, que nous sachions, que la dilatation du col, le curettage aient une autre influence primitive que l'amélioration locale, et encore ce résultat n'est-il pas toujours obtenu ; tandis que le traitement électrique agit par un mécanisme, restant encore à expliquer, mais certain, sur le relèvement très évident de la santé générale.

Avec les tendances de la thérapeutique actuelle à augmenter avant tout la résistance de l'organisme, nous croyons l'électricité en gynécologie appelée à rendre d'aussi grands services que la méthode des stimulants et des toniques dans les maladies infectieuses, et que l'hygiène appropriée dans la tuberculose. Personne n'a prétendu tuer le bacille d'Eberth, ni le pneumocoque, avec la potion de Todd, par exemple, et pourtant cette médication est aujourd'hui universellement employée. La même confiance devrait être accordée à l'électricité qui par son action générale sur l'organisme et par son action locale, pour le cas qui nous occupe, ne cède en rien à aucun autre agent thérapeutique.

Les hémorrhagies et les douleurs, d'après nos cas, seraient constamment arrêtées ou diminuées. Mais il existe un certain nombre d'observations,entre autres celle d'Uter, en Allemagne *Centralblatt f. Gynäk*, 1890 où les hémorrhagies ont été peu modifiées. Les échecs de M. Apostoli (23) se sont rencontrés le plus souvent dans les cas de tumeurs fibro-kystiques, dans les lésions des annexes et dans certains cas n'ayant pas permis l'emploi des hautes intensités.

Les douleurs, de l'avis de tout le monde, sont plus rebelles que les pertes.

Le volume de la tumeur a été modifié d'une façon assez variable, dans les observations que nous citons ; en général, on a perçu une diminution vers la fin du traitement. Le tissu graisseux sous-cutané abdominal a été constamment hypertrophié et a masqué ainsi la diminution primitive (XII, IX, VII).

Enfin, nous avons noté *la mobilisation* des gros fibrômes enclavés chez quelques-unes de nos malades. On attribue ce fait à la résorption des exsudats périphériques.

L'énucléation n'a été vue qu'une fois et encore plusieurs années après la fin du traitement (XIII).

Nous n'avons observé aucune relation entre l'âge de la malade et la rapidité de l'amélioration. Le fait nous paraît dépendre plus particulièrement du volume du fibrôme.

La persistance des résultats obtenus est assez évidente pour que nous ne nous y arrêtions pas.

A côté de ces belles pages de l'histoire de la méthode que nous venons d'étudier il y a certainement des points noirs à noter.

1° Ainsi, les séances s'accompagnent quelquefois d'une réaction douloureuse et d'un écoulemet séro-purulent consécutif qui peuvent devenir pénibles.

2° Très rarement, il peut survenir au milieu du traitement, des accidents fébriles, qui disparaissent d'ailleurs rapidement sans suites fâcheuses (obs. VII, XII).

3° Nous avons noté fréquemment une atrésie peu prononcée de l'orifice interne; l'hystérométrie était toujours possible, mais avec une petite sonde. C'est pourquoi, les renseignements (quant au volume du fibrôme) basés sur la diminution de l'hystérométrie, nous paraîtraient dans quelques cas peu rigoureux.

Un détail à noter, cette atrésie ne s'est jamais accompagnée de dysménorrhée.

Observation I

Mme R..., 48 ans, entrée le 28 septembre 1882.

Rien à noter dans les antécédents héréditaires.

Réglée à 19 ans, facilement, avec une abondance moyenne pendant 4 à 5 jours, pas de leucorrhée. Mariée à 27 ans; fausse couche de 3 mois à 29 ans, précédée d'une métrorrhagie prolongée. A 30 ans, accouchement à terme.

A 32 et 34 ans, nouvelles couches normales. De 34 à 45 ans, malaise presque continuel, station debout difficile, règles régulières.

En 1879, à l'âge de 45 ans, l'exaspération des douleurs abdominales oblige la malade à consulter le Dr Tripier qui, après avoir diagnostiqué une antéflexion, l'a soignée par une faradisation recto-utérine trois fois par semaine pendant 3 mois. En présence d'une métrorrhagie presque continuelle, ayant succédé à ce traitement, on réexamine la malade et cette fois, on diagnostique la présence *d'une tumeur fibreuse dans la paroi postérieure de l'utérus.* On la traite par les injections d'iodure de K. pendant *deux ans et trois mois;* les pertes disparaissent, la marche devient facile et les douleurs sont supprimées.

Mais le traitement ayant été suspendu, pendant neuf mois seulement, les anciens symptômes reparurent; pertes et douleurs à gauche.

N° de l'obs.	Age.	Hystérométr.	Volume de la tumeur.	Nomb. de séances	Réaction consécutive.	Hémorrhag.	Douleurs.	État génér.	Volume de la tumeur un certain temps après le traitement.	Hystérom. après le trait.	Persistance des résultats symptomatiques	Observations.
I	48	8 c.	Tumeur méconnue d'abord.	15	nulle	arrêtées	supprim.	restauré c.	indéterminé	atrésie légèr.	pers. intégrale 7 ans 1/2	
II	33	7 1/2	Perçue au toucher vol. indét.	6	—	arrêtées	diminuées	rest. c.	indét.	—	» 7 ans 3 m.	
III	29	7	Fibrôme de la paroi postér. vol. indét. exactem.	9	légère	arrêtées	absen. ant.	rest. c.	indét.	h. pos. avec la pet. sonde	» 6 ans 3 m.	
IV	31	9	Fibrôme de la paroi postér. vol. indét. ex.	23	légère	arrêtées	suppr.	rest. c.	indét.	atr. légère	» 6 ans	
V	43	8 1/2	Fibrôme interstit. par. post. vol. indét. ex.	21	—	arrêtées	suppr.	rest. c.	tumeur diffic. à trouv.	8 1/4 difficile	» 6 ans	
VI	31	9 1/4	Fibrôme du fond de l'utérus, vol. indét.	19	légère écoulem.	abs. antér.	suppr.	rest. c.	paraiss. avoir augmenté	8 3/4 facile	» 5 ans 1/2	
VII	43	21 ?	Tumeur énorme, perçue par le palper, 3 travers de doigt au-dessous de l'app. xy.	49	légère écoulem.	arrêtées	suppr.	rest. c.	diminué	11 c. h. diffi.	persis. presque intégrale, 6 ans	Persistance intégrale pendant 5 ans. Il y a un an, perte de 8 jours.
VIII	37	10 1/4	Gros fibrôme sous-péritonéal.	16	—	arr. tard.	suppr.	rest. c.	disparition de la tum.	7 1/2	pers. intégrale 5 ans	
IX	37	impossible	Tum. énorme rem. au-dessus. ombilic. 2 travers de doigt.	33 4	pénible	abs. antér.	suppr.	rest. c.	dimin. 78 c. au lieu de 101 c.	—	» 5 ans	
X	43	14	Tum. remont. au milieu de l'esp. du pubis à l'ombilic.	34	pénible	arrêtées	diminuées	rest. c.	indéterminé	—	» 4 ans 1/2	
XI	22	8	Petit fibr. de la paroi postérieure.	41	—	arrêtées	suppr.	rest. c.	augmenté 1 an après	atr. légère	» 4 ans	Persistance des symptômes en entier pend. 4 ans 4 m., augment. de vol.
XII	44	impossible	Tumeur énorme allant jusq. l'ap. xyphoïde.	67	pénible	arrêtées	suppr.	rest. c.	tumeur diminuée	—	pers. incomplète	Intégrale pendant 4 ans, puis un écoulement roussâtre de 2 mois.
XIII	39	9	Fibr. interst. de la paroi antérieure.	7	légère	arrêtées	suppr.	rest. c.	indét.	—	cas difficile à interpréter	Persistance intégrale pendant 3 ans ; puis retour des anciens symptômes (énucléation spontanée d'un polype).

Elle vient consulter le Dr Apostoli.

Examen. — Le diagnostic est confirmé. Hyst. = 8 cent.

Traitement. — Du 30 septembre 1882 au 21 avril 1883.

15 galvano-caustiques positives, 60°, pendant 5 minutes.

Les séances ont été très-bien supportées. Les douleurs ont été les premières supprimées ; amélioration absolue.

19 juillet 1889. — Mme R... déclare s'être très bien portée depuis avril 1883. Ses règles ont, il est vrai, été suspendues pendant trois mois, mais sans aucun malaise. L'hystéromètre dénote une atrésie de l'orifice interne.

15 juillet 1887. — La malade va très bien, a engraissé considérablement, le visage est coloré; les douleurs totalement supprimées, la marche très facile, l'appétit bon. Les règles sont restées peu abondantes, indolores, jusqu'à la ménopause, survenue il y a un an, sans aucune difficulté.

Août 1889. — La santé est restée parfaite.

Juin 1890. —La malade revue personnellement par nous reste absolument guérie.

Nous notons donc que le résultat obtenu à l'aide de 15 galvano-caustiques positives a persisté pendant 7 ans 1/2.

Observation II

Mme Ro..., 33 ans, femme de ménage, entrée le 30 septembre 1882.

Réglée à 14 ans, très-irrégulièrement, difficilement, et avec une grande abondance (8 jours en moyenne) ; peu de leucorrhée.

Mariée à 27 ans, un enfant à terme ; suites de couches difficiles.

Trois mois après l'accouchement, survint une hémorrhagie qui a persisté presque continuellement depuis. Le Dr Tripier, consulté en 1880, diagnostique un fibrome utérin qu'il traite par les injections d'iodure de potassium ; ce traitement améliore les hémorrhagies, mais n'a que peu d'influence sur les douleurs.

Le 30 septembre 1882. — La malade se plaint encore de douleurs presque continuelles, de tiraillements dans l'abdomen, de règles excessivement abondantes, 2 fois par mois, avec caillots, de dysménorrhée et de leucorrhée. Le travail est difficile, la station debout très fatiguante.

Au toucher, *un fibrôme interstitiel du fond de l'utérus (en arrière)*. Hystérométrie, 7 1/2.

Du 9 décembre 1882 au 22 mars 1883 :

6 *galv. caust. positives*, 60°5, 5 *m.*

Dès la seconde opération, les douleurs ont été diminuées, ainsi que l'abondance des règles. Plus de pesanteur abdominale.

Le 13 juillet 1887. — La malade respire un air de santé. Le visage est coloré ; les douleurs existent encore, mais sont peu accusées. Les règles ont été depuis quatre ans peu abondantes, peu douloureuses, mais excessivement irrégulières ; la leucorrhée est moins abondante. La marche est facile, la station debout parfaitement supportée.

Le 20 juin 1890. — Nous revoyons personnellement la malade, qui, interrogée sur son état symptomatique, nous affirme ne pas avoir eu de pertes depuis le traitement ; les douleurs existent toujours, mais incomparablement moins fortes qu'auparavant. L'état général reste excellent ! Le travail est très facile.

N. B. — Les résultats n'ont pas été complets ; le nombre trop petit de séances explique ce résultat imparfait. On pourrait objecter à cette observation qu'elle ne s'appuie pas sur un diagnostic évident, l'hystérométrie étant normale ; mais le nom de celui qui a porté le diagnostic, ainsi que la ténacité et la nature des symptômes, semblent parler en faveur d'un fibrôme.

Les résultats, quoiqu imparfaits, ont persisté en entier pendant *plus de 7 ans.*

Observation III

Mme M..., 29 ans, couturière, entrée le 27 décembre 1883.

Dans l'enfance, otorrhée double et conjonctivite.

A 15 ans, variole.

Réglée à 20 ans, régulièrement et très-abondamment, avec des caillots, pendant huit jours en moyenne.

Mariée à 22 ans. Première grossesse à 24 ans; accouchement laborieux, très-forte hémorrhagie de la délivrance ; consécutivement, une anémie assez intense pour forcer la malade à passer quelques mois à l'hôpital, et à suspendre son travail pendant l'année suivante. Une fois rétablie, de nouvelles *métro* et *ménorrhagies* survinrent, ce qui força la malade d'aller se reposer à la campagne pendant une année encore.

De 26 à 28 ans, la menstruation s'est relativement régularisée.

Deuxième grossesse à 28 ans, terminée par une fausse couche de trois mois et demi environ (à la suite d'une chute). Une hémorrhagie considérable, ainsi que quelques symptômes de septicémie vinrent compliquer l'accident. Le tout fut conjuré en fort peu de temps (8 jours). Deux mois après, une nouvelle perte au moment des règles.

En septembre 1883, sous l'influence probable d'un excès de fatigue, survint une hémorrhagie très-rebelle, qui a duré trois mois, jusqu'au moment où la malade vint à la clinique.

Les soins médicaux classiques (ergotine, ratanhia) sont restés sans résultat.

Etat actuel. — Facies cachectique, faiblesse extrême, vertiges.

Au toucher, *fibrôme interstitiel de la paroi postérieure du corps de l'utérus.* Hyst. = 7 centimètres.

Traitement. — Le 27 décembre 1883 *première galv. caust. positive à 90 miliampères pendant* 10 *minutes,* faite en pleine hémorrhagie.

Très légères douleurs le soir de l'opération ; l'hémorrhagie est presque supprimée le soir même; un léger suintement continue pendant quelques jours encore, avec très peu d'abondance.

Du 29 décembre 1883 au 18 mars 1884 : 8 galv. caust. posit., 100 milliampères 5 m.

Dès la seconde séance, la malade se sent améliorée, au point de vue de l'état général; les forces sont relevées, l'appétit est revenu.

Du 1er au 8 mars. — Une nouvelle métrorrhagie.

Le traitement fut bientôt suspendu, à cause du départ de la malade.

Le 19 juillet 1884. — On revoit la malade, qui depuis le mois de mars s'est très bien portée. Les règles venaient régulièrement pendant quatre jours en moyenne. Elle a engraissé, a bon appétit, etc.

Le 9 juin 1888. — La malade reste dans un état très satisfaisant.

Le visage est encore pâle, les maux de tête ne sont pas très rares; mais le sommeil est bon, le travail et la marche faciles; Mme M... n'a pas cessé de travailler depuis la fin de son traitement; pas de douleurs abdominales, même au moment des règles; les règles sont restées régulières, durant 3 jours au lieu de 8, peu abondantes, sans caillots. Depuis 2 ans, la malade s'enrhume facilement, tousse tout l'hiver, avec expectoration abondante, le matin. Pas d'hémoptysie, pas de sueurs; un peu d'amaigrissement.

Au toucher, utérus abaissé, en rétroflexion, peu mobile ; petit fibrôme en arrière. Le col est normal. Prolapsus des annexes à droite. Hyst. 6 1/2. Le cathétérisme n'est possible qu'avec le petit hystéromètre.

Le 20 juin 1890. — La malade vient pour nous dire qu'elle continue à bien aller. N'a plus eu ni hémorrhagies ni douleurs. Travaille toute la journée.

En résumé, le traitement, malgré son insuffisance (neuf séances en tout) a réussi à arrêter les hémorrhagies invétérées, à diminuer l'abondance des règles et à *relever manifestement l'état général*.

La guérison s'est maintenue pendant *six ans et trois mois*.

Observation IV

Mme Leg..., 31 ans, marchande aux Halles, entrée le 5 mai 1883.

Réglée à 12 ans, depuis toujours sans douleurs et avec peu d'abondance, pendant 8 jours. Mariée à 15 ans 1/2 ; six grossesses normales ; accouchements naturels, le dernier en 1881.

Elle s'est toujours bien portée, jusqu'en septembre 1882, lorsqu'à la suite d'un refroidissement, survint une aménorrhée de 3 mois, avec douleurs de ventre et des reins, difficulté de la marche, etc. En décembre de la même année, début d'une métrorrhagie de trois mois, aussi avec de grandes douleurs.

État actuel.—La malade est pâle, exsangue, faible au point de devoir garder le lit. Poids total = 88 livres. Elle se plaint de douleurs intermittentes, mais très aigues dans le ventre et les reins continuelles dans les cuisses. Les règles des derniers mois ont duré 12 jours avec une grande abondance et avec caillots. Fort peu de leucorrhée.

Depuis 10 mois, la marche, le travail et la station debout, sont impossibles à cause des douleurs ; le sommeil même est irrégulier.

Au toucher, l'utérus est peu mobile, manifestement hypertrophié, légèrement sensible. La paroi postérieure porte un fibrôme. Hystér. = 9 centimètres.

Traitement. — Du 8 mai 1883 au 21 juin 1884 (thèse Carlet), on fait 25 g. c. posit. à 100 mill.5 m.

Après les cinq premières, accroissement des douleurs, après les cinq suivantes l'amélioration est assez grande, pour permettre la reprise du travail pénible de marchande aux Halles. En octobre, 1883, les règles ne durent que sept jours. Mme L... engraisse, et se trouvant très bien, suspend le traitement.

Le 20 juillet 1886. — Sur la demande du Dr Apostoli, la malade revient pour dire qu'elle ne souffre presque jamais, que les règles sont régulières, d'abondance moyenne pendant cinq jours, sans dysménorrhée.

L'état général excellent ; poids = 125 livres. Un peu de pesanteur abdominale après les grandes fatigues.

Le 26 avril 1888. — Parfait état général. Au toucher l'utérus toujours hypertrophié, surtout sur la face postérieure, avec un noyau fibreux sous péritonéal. Hystér. difficile, même avec la petite sonde.

Le 30 juin 1890. — Après avoir retrouvé la malade, nous apprenons qu'elle a continué à bien se porter. Aucun accident n'est venu interrompre son état de guérison symptomatique.

Donc, à l'aide de 25 galv. caust. positives, on a obtenu dans ce cas, une suppression des méno et métrorrhagies, des douleurs, ainsi que la possibilité de reprendre le travail et le retour des forces. Le résultat s'est maintenu pendant 6 ans.

Observation V

Mme F..., 43 ans, marchande, entrée le 12 décembre 1882. Incontinence d'urine dans l'enfance.

Régléeà 14 ans, facilement, sans douleurs, assez abondamment (3 jours en moyenne), pas de leucorrhée. Mariée à 19 ans; trois grossesses à terme (19-24 ans). Abcès ganglionnaires du cou à cette époque ; accidents hystériques multiples de 25 à 35 ans.

Ellea commencé à souffrir du ventre en 1882 ; les douleurs vagues de cette région ont été suivies d'une métrorrhagie très forte qui a obligé notre malade à s'aliter. La perte fut soignée classiquement et s'arrêta le neuvième jour.

Etat actuel. — Marche difficile, pesanteur dans le ventre, douleurs lombo-abdominales constantes; la menstruation est beaucoup plus abondante depuis mars 1882. Crises hystériques fréquentes.

Au toucher. — Fibrôme interstitiel de la paroi postérieure Hyst. = 8 c. 1/2.

Du 14 décembre 1882 au 24 mai 1883. — 15 *galv. caust. positives à* 60 *mill.* 5/*m*.

Dès le début du traitement la malade a été très améliorée, surtoutquant aux douleurs et à la marche, les règles ont conservé leur abondance.

Du 6 novembre 1883 au 1er mars 1884. — 6 *gal. caust. posit. à* 80 *mill.* 5/*m*.

Ces opérations complètent l'amélioration antérieure, les règles ont perdu leur abondance. Le traitement a été suspendu par la malade qui se trouve guérie. Mais le 31 mai, elle revient au lendemain d'une petite perte. L'hystér. est difficile, et on fait une galvano-caustique négative, pour rétablir la perméabilité du canal.

Le 15 juillet 1884. — Mme F... se trouve très bien, n'a plus aucune douleur dans le ventre, et sauf ses troubles hystériques, elle se considère comme guérie. Les dernières règles ont été très peu abondantes.

Hyst. 8 1/4 c.

Le 19 décembre 1886. — La malade va en général très bien.

Les règles sont, il est vrai, irrégulières, mais sans dysménorrhée et sans leur abondance d'autrefois. L'hystérométrie est difficile.

Le 3 juillet 1890. — La malade vient sur notre invitation à la clinique du Dr Apostoli. Elle est entrée en ménopause depuis 1886, et n'a eu depuis cette époque, ni pertes, ni leucorrhée ; jamais de douleurs dans le ventre. Elle est restée nerveuse, mais sans les crises hystériques d'autrefois ; elle peut marcher très longtemps sans fatigue. Le sommeil est excellent.

Au toucher. — Utérus à peu près de volume normal, légère hypertrophie en arrière, prolapsus des annexes droites ; le toucher rectal permet de constater un petit noyau fibreux sous-péritonéal, vestige probable de l'ancien fibrôme. Hystér. impossible.

Observation VI

W. M..., 31 ans, ménagère, entrée le 1er mars 1884.

Réglée à 13 ans normalement. Mariée à 20 ans. Un accouchement à terme et une fausse couche. Malade depuis la deuxième grossesse, il y a dix ans ; elle souffre presque continuellement dans le ventre, surtout à gauche. Menstruation irrégulière, abondante, avec dysménorrhée, pesanteur abdominale, leucorrhée abondante. Travail suspendu depuis dix ans.

Diagnostic. — *Fibrôme interstitiel du fond de l'utérus.* Hyst. = 9 1/4.

Traitement. — Le 20 mai 1884, première galvano-caustique positive à 100°, 5 m., exaspération des douleurs, la nuit suivante.

Du 27 mai au 24 juin 1884. — La deuxième, troisième, et quatrième galvano-caustique positive à 100°, 5 m.

La malade peut, après chaque opération retourner à Saint-Ouen ; écoulement séro-purulent le lendemain.

Le 5 juillet. — Se trouve beaucoup mieux ; la douleur est moindre, la marche est facile. L'hystérométrie n'a pas varié.

10 juillet 1884. — Cinquième galvano-caustique positive 100°, 5 m.

19 juillet 1884. — L'amélioration continue.

Le 22 juillet 1884. — Sixième galvano-caustique positive 100°, 5 m.

Le 16 septembre. — Septième galvano-caustique positive 100°, 5 m.

Le 20 septembre. — Huitième galvano-caustique positive 100°, 5 m.

En août et septembre, il y eut plusieurs métrorrhagies assez fortes.

Le 28 septembre. — Neuvième galvano-caustique positive 100°, 5 m.

Du 8 octobre 1884 au 31 janvier 1885. 10 galvano-caustiques positives à 100° par 5 minutes.

Pendant ces derniers mois, l'amélioration devint évidente. Les métrorrhagies n'ont plus reparu, les règles, au contraire, ont été régulières, peu abondantes, sans caillots, 4-5 jours en moyenne, et peu douloureuses.

Le traitement est suspendu.

27 mars 1888. — La malade venue sur la demande du Dr Apostoli déclare s'être toujours bien portée depuis 3 ans ; elle a continué à être bien réglée pendant 4-5 jours ; le travail a été facile. Très peu de leucorrhée ; n'a plus de pertes.

Examen. — Prolapsus utérin, assez marqué, avec hypertrophie totale du corps et du col ; des deux faces latérales du corps partent des prolongements fibreux, se continuant dans les ligaments larges. Latéroversion droite (Pour faciliter la station debout, la malade portait depuis quelque temps une ceinture abdominale et un pessaire à anneau de Dumontpallier).

L'hytérométrie facile = 8 3/4.

8 juillet 1890. — La malade que nous revoyons personnellement aujourd'hui se dit toujours guérie de ses anciens accidents. N'a pas eu de pertes, les règles peu abondantes ont présenté quelques irrégularités, mais sans la moindre dysménorrhée. Sommeil bon, marche facile, travail non interrompu. Somme toute, persistance des effets du traitement pendant 5 ans 1/2.

Observation VII

Ch..., 43 ans, lingère, entrée à la Clinique du Dr Apostoli le 12 octobre 1882. Réglée à 10 ans et demi très facilement et sans douleurs. A 15 ans, rhumatisme articulaire aigu généralisé, suivi d'une suspension des règles, pendant 6 mois. Mariée à 20 ans ; quatre grossesses normales, dont la dernière à l'âge de 27 ans.

A 40 ans, en 1880, elle s'aperçut pour la première fois que son ventre grossissait et que les époques devenaient plus abondantes ; au lieu de 2-3 jours, comme précédemment, elles se prolongeaient alors, pendant 8 et même 12 jours. Elle a été soignée par M. le Dr Guillaumet par l'ergotine, le ratanhia, etc. M. Péan, vu la gravité de la situation, proposa l'hystérectomie.

Etat actuel. — Le 12 octobre 1882. La malade est une femme grande, paraissant bien constituée, mais affaiblie par des pertes sanguines considérables, dont la dernière a duré onze semaines consécutives. Le teint est décoloré, la difficulté pour la marche extrême; elle a été forcée de suspendre tout travail; n'a pas d'appétit, se plaint de palpitations constantes, de tiraillements dans l'abdomen et surtout au niveau du pli de l'aine.

A l'examen, on trouve un fibrôme énorme, arrivant jusqu'à trois travers de doigt au-dessous de l'appendice xyphoïde; la tumeur est régulièrement hémisphérique et dure.

Au toucher, on sent que l'utérus est excessivement élevé, le doigt l'atteint difficilement. Hystérométrie = 21 centimètres ?

Circonférence abdominale, au niveau de l'ombilic = 128 centimètres.

Traitement. — Du 15 octobre 1882 jusqu'au 20 janvier 1883. 10 *galvano-caustiques positives* à 60 m. a. pendant 10 minutes. La réaction douloureuse a été insignifiante. Chaque hystérométrie s'accompagnait d'une perte sanguine. La marche et la douleur sont légèrement améliorées par ce traitement (On s'est servi d'une sonde en cuivre, dénudée sur une étendue de 6 centimètres).

Du 20 janvier au 24 février, 10 *galvano-caustiques positives*, 60 milliampères pendant 10 minutes, faites avec une sonde en platine, mesurant toute la hauteur de la cavité utérine.

Pour la première fois, en février, les règles ne durent que six jours ; la malade se sent beaucoup mieux, l'appétit se relève, le teint devient coloré. La circonférence au niveau de l'ombilic = 117 centimètres.

Du 27 février au 14 avril 1883 : 6 *galvano-caustiques positives*, 60 milliampères p. 5 minutes.

L'amélioration continue. Le 16 avril, deux jours après la séance d'électrisation, la malade éprouva brusquement dans la nuit des nausées, des vomissements, sans mal au ventre. Ces symptômes ont persisté jusqu'au 25 avril, avec abattement, fièvre, soif extrême et inappétence. Le 25 avril apparaissent les règles, pour disparaître le jour même et être remplacées par un écoulement sanieux jaunâtre et très fétide qui a persisté pendant 3 semaines. Les nouvelles règles, venues le 16 mai, ont aussi disparu le soir même, sans être suivies pourtant de l'écoulement, comme ci-dessus.

Les vomissements quoique moins fréquents n'ont pas totalement cessé.

Le 22 mai. — La malade revient à la clinique, où on lui fait le 22, le 24 et le 29 mai, *trois galvanisations du pneumogastrique* contre les vomissements. Ceux-ci n'ont plus reparu, les maux de cœur ont cessé, mais il y eut encore retour de l'écoulement fétide.

Le 12 juin 1883. — Les galvano-caustiques sont reprises, mais le pôle est changé, vu la diminution exagérée de l'abondance des règles.

Du 12 juin au 29 septembre 1883 : *12 galvano-caustiques négatives*, 60 milliampères, 5 minutes.

A partir de ce moment, non seulement Mme Ch... récupère le bénéfice qu'elle venait de perdre par son accident, mais l'amélioration grandit progressivement. Les règles, peu abondantes durent 2, 3 jours, pas de métrorrhagies intermenstruelles, ni d'écoulement fétide. La malade se sent parfaitement bien, elle engraisse; sa tumeur disparaît maintenant dans la position couchée, tandis qu'avant elle était saillante sous la peau.

Pas de traitement au mois d'octobre.

Du 8 novembre 1883 au 10 mai 1884 : 11 *galvano-caustiques positives*, 100 mill. 5 m.

Même état satisfaisant. Règles durant 3-4 jours.

Le 10 juillet 1884. — L'état général est parfait; le facies excellent. La malade marche facilement et supporte son corset qu'elle a été forcée d'abandonner depuis fort longtemps. Tout traitement est suspendu.

Le 10 juillet 1886. — Même état général, au point de vue de la marche, du travail, du facies, du sommeil, de l'appétit, etc. Les règles, depuis la cessation du traitement ont été interrompues une fois pendant 3 mois, et ensuite elles sont venues régulièrement sans douleur et avec peu d'abondance (2 jours en moyenne).

La circonférence de l'abdomen au niveau de l'ombilic = 117 cent. On sent la tumeur relativement diminuée, dépassant l'ombilic de 2 travers de doigt. Elle est très mobile et éloignée de la paroi abdom. ant. Le tissu graisseux sous-cutané paraît au contraire avoir augmenté, au point de faire penser à un lipôme péri-ombilical.

Au toucher, l'utérus est toujours très élevé. L'hystérométrie = 11 cent. ; la sonde ne pénètre qu'avec difficulté, semblant ainsi indiquer un rétrécissement uniforme de la cavité utérine.

Le 7 juillet 1887. — La malade continue à très-bien aller. On ne nota que quelques irrégularités du côté des règles, absentes parfois pendant 2-3 mois. Elles sont très-abondantes (huit jours) et forcent la malade à rester au lit. On pourrait mettre ces phénomènes sur le compte des approches de la ménopause.

Le teint est toujours frais et coloré; pas de douleurs; la marche est facile, les plus longues courses peuvent être accomplies sans trop de fatigue.

Le 24 août 1889. — La malade qui n'a pas été revue depuis deux ans, à cause de son éloignement de Paris, reste encore en parfait état général. Les règles ont été régulières, durant 4-5 jours, assez abondantes ; mais il y a cinq semaines survint une métrorrhagie très abondante qui dura 8 jours, forçant la malade à rester au lit pendant les quatre premiers jours. C'est le seul accident à noter. Très peu de leucorrhée.

L'état local n'est pas modifié ; la tumeur paraît être encore plus mobile.

Le 1er juin 1890. — Nous revoyons la malade chez elle; elle se dit absolument guérie, n'a eu ni métrorrhagie ni leucorrhée pendant l'année dernière; les règles durent 4-5 jours.

Elle peut travailler toute la semaine, sans en ressentir la moindre fatigue, la marche reste aussi très facile.

En résumé. — Mme Ch... a subi du 12 octobre 1882 au 10 mai 1884, 49 galv. caust. (37 positiv. et 12 négat.), à 60 mill., 5 ou 10 minutes. Il en est résulté un *arrêt des hémorrhagies, une suppression des douleurs, un relèvement très marqué de l'état général et une diminution de la tumeur. Ce résultat a persisté en entier pendant cinq* (5) *années consécutives* (1884-1889) ; la perte survenue l'année dernière, tout en étant un fait isolé, nous oblige pourtant à faire des réserves pour l'année dernière.

Observation VIII

Cor... J..., 37 ans, ménagère, entrée le 10 février 1885.

Réglée à 16 ans. Menstruation irrégulière, peu abondante, sans douleur.

Mariée à 21 ans. Deux fausses couches et cinq accouchements à terme de 1869 à 1882.

Six mois après sa dernière fausse couche, elle a commencé à souffrir du côté droit du ventre, le plus souvent avant l'apparition des règles. Métrorrhagie depuis quelques jours. Leucorrhée abondante.

Diagnostic. — Gros fibrôme sous-péritonéal. Utérus immobile, culs-de-sac latéraux libres.

Hyst. = 10 1/4.

Traitement du 12 *février* 1885 *au* 2 *juin* 1885, 6 *g. c. positives* 100°.

Sous l'influence de ce traitement, cessation des douleurs, mais les pertes continuent encore deux mois avec très peu d'abondance pourtant.

Le 28 juillet 1888. — État général très bon. La menstruation reste régulière, plus de pertes, peu de leucorrhée. En juin dernier, les règles ont été très-douloureuses, avec une sensation de pesanteur abdominale.

En mars 1890. — Revient sur la demande du Dr Apostoli. Va

bien. Quelques douleurs intermittentes surtout à droite. Règles régulières.

A l'examen. — Col entr'ouvert, utérus très-peu hypertrophié en antéversion.

Abaissement des annexes à gauche. Douleur ovarienne double plus accusée à droite.

Hyst. 7 1/2.

Paraît guérie anatomiquement, *plus trace de fibrôme*, pour sa douleur ovarienne on lui fait 1 faradisation vaginale double, fil fin, maximum, 6 couples, pendant 8 minutes, bien supportée. La douleur est supprimée.

19 juin 1890. — Depuis sa dernière visite, l'amélioration s'est maintenue, la malade ne souffre que très-peu de temps en temps. État général excellent, appétit bon, règles peu abondantes, précédées quelquefois d'un peu de leucorrhée.

A l'examen, même mobilité et même situation de l'utérus qu'en mars. *Pas trace de fibrôme ni d'hypertrophie ancienne.* Léger empâtement du ligament large gauche. Douleur ovarienne droite.

En résumé, c'est un cas où la disparition d'un fibrôme a été obtenue par le fait de 16 galvano-caustiques positives. Les hémorrhagies ont été arrêtées tardivement, les douleurs et la leucorrhée, supprimées d'une façon plus rapide.

Ces résultats ont persisté pendant cinq ans.

Observation IX

Mme Bois..., 37 ans, giletière, entrée le 8 janvier 1884.

Antécédents personnels. Fièvres intermittentes dans l'enfance. Réglée à seize ans et demi et depuis, toujours irrégulièrement, pendant 6-8 jours et avec très-peu d'abondance.

Mariée à 19 ans. A 20 ans péritonite (?) localisée à gauche. Depuis lors, douleurs abdominales fréquentes, surtout à gauche.

A 33 ans, la malade s'aperçut que son ventre grossissait ; la marche est devenue difficile, les forces ont décliné, l'amaigrissement est devenu apparent.

En février 1881. — Elle a consulté le Dr A. Tripier dont elle a reçu les soins pendant 2 ans 1/2 (12 séances de faradisation à gros fil, des injections pâteuses d'iodure de potassium, trois fois par semaine pendant 2 ans et 14 séances de galvanisation discontinue négative). Le résultat de ce traitement n'ayant pas été suffisamment favorable, la malade fut envoyée au Dr Apostoli, ancien élève du Dr Tripier.

État actuel en janvier 1884. — Au palper (*fibrôme sous-péritonéal énorme*, dépassant de deux travers de doigt l'ombilic globuleux, hémisphérique et dur).

Au toucher, col ferme, perméable et le corps uniformément développé et fibreux. Hystérométrie impossible à faire, la sonde s'arrêtant à l'orifice interne. Circonférence abdominale = 101 centimètres.

Traitement. — Le 7 février 1884, on commence les galvanopunctures, faites par l'orifice externe dans l'axe probable de la cavité utérine.

Du 7 février au 11 mars 1884. — 4 *galvano-punctures négatives à 100 mill. p.* 5 *m.*

Après les deux premières séances, la réaction a été très-vive et prolongée. La troisième a été bien supportée. L'hystérométrie s'exécute avec une grande facilité et la profondeur à laquelle pénètre l'hystéromètre fait penser à une perforation utérine. Les événements n'ayant pas donné raison à cette appréhension, le fait aurait besoin d'une autre explication. Quoi qu'il en soit, la malade s'est consécutivement très bien portée et le 1er mars 1884, elle a eu ses règles, disparues depuis 10 mois.

Du 11 mars au 15 juillet 1884. — 9 *galvano-caustiques négatives à* 100 *mil.* p. 5 *m.*

La réaction a toujours été pénible pour la malade, s'accompagnant de quelques gouttes de sang et d'un écoulement séreux.

Le 19 juillet. — C'est-à dire au moment auquel son histoire fut consignée dans la thèse du Dr Carlet, la tumeur paraissait avoir diminué.

Circonf. abd. (ombilic) = 94 cent. (au lieu de 101).

Distance des deux épines iliaques = 35 1/2 (au lieu de 38).

Du 22 juillet au 25 septembre 1884. — 1 *galvano-caustique négative*, réaction moins pénible. L'amélioration est très évidente, quant à l'état général. Les règles, en septembre ont duré 5 jours avec assez d'abondance et sans douleur.

Du 25 septembre 1884 au 13 janvier 1885. — 8 *galv. caust. négat. à* 100 *mill.* 5 *m.*

L'amélioration augmente. Les règles ont toujours duré 5 jours, avec assez d'abondance et sans douleur.

Du 13 janvier 1885 au 19 mars 1885 = 6 *galv. caust. négat. à* 100 *mill.* 5 *m.*

Les règles on été trois fois en avance de 5-7 jours, mais elles ont gardé leur caractère habituel.

Le 19 mars 1885, on prend les mensurations suivantes :

La circonférence abdominale au niveau de l'ombilic, la malade étant couchée = 77 1/2.

Au niveau du point le plus saillant de la tumeur (à 9 cent. 1/2 au-dessous de l'ombilic) = 89 c. 1/2 d'une épine il. ant. sup. à l'autre = 32 c. 1/2.

Vingt-cinquième galv. caust. négative à 100 *mill.* 5 *m.*

2 jours après, une ménorrhagie ayant duré 12 jours, sans aucune douleur (cet accident serait peut-être facilement explicable par l'action prolongée du pôle négatif dont les effets sont très congestionnants).

Du 7 avril au 30 juin 1885. 8 *galv. caust. négat. à* 100° 5 *m.*

La réaction post-opératoire est pénible. Les règles toujours en avance de quelques jours. En avril et en mai, elles ont été douloureuses, mais en juin elle sont revenues à leur ancien caractère d'indolence.

En 1885, la malade quitte Paris pour aller s'établir à Rouen.

Le 5 décembre 1886. — M. Apostoli a eu l'occasion de voir et d'examiner Mme B..., qui est venue de Rouen à l'effet de lui rendre visite. Voici le résultat de cet examen :

1) *L'état général est excellent ;* la malade a engraissé, elle a très-bonne mine ; le ventre est assez peu douloureux, pour lui permettre de supporter un corset, qu'elle ne supportait plus depuis 5-6 ans. Elle se trouve plus légère, et marche facilement, le travail ne la fatigue plus, tandis qu'auparavant elle était obligée de l'interrompre fréquemment.

2) *La menstruation s'est définitivement régularisée* (4-5 jours sans douleurs).

3) La malade croit que son ventre a grossi depuis la suspension du traitement. Pour s'en convaincre, on prend les mensurations.

Circonf. abd. au niveau de l'ombilic = 78c

Circ. abd. au niveau du point culminant de la tumeur (à égale distance de O et P) = 92c. D'une épine iliaque à l'autre = 32c.

Cette légère augmentation de la circonférence au-dessous de l'ombilic pourrait être expliquée par l'épaisseur du tissu adipeux dont s'est chargée la paroi abdom. de cette région. Au compas d'épaisseur, la moitié du chiffre total est :

Au-dessus de l'ombilic	6 millimètres.
Latéralement à droite et à gauche	5 «
Au-dessous	13 millimètres.

La tumeur est devenue très mobile et peut être déplacée en tous sens, sans la moindre douleur. Comparée avec le moule en plâtre, qu'on a pris au début du traitement, elle est manifestement diminuée dans tous les diamètres.

Le 8 juillet 1890 Mme B..., vient sur notre demande de Rouen. Son état général reste bon. Pas de douleurs, les règles ont été régulières excepté pendant les trois derniers mois (aménorrhée). La tumeur très mobile, remonte à trois travers de doigt au dessus de l'omb. Circ. abd. (omb.) 80 c.

Donc, le traitement ayant consisté en 33 galv.-c, négatives, appliquées pendant 15 mois, a produit une régularisation de la menstruation, une suppression des douleurs abdominales une diminution très nette du volume de l'abdomen (78 c. au lieu de 101 c.), et enfin un relèvement bien marqué de l'état général. Ce résultat non seulement ne s'est pas démenti, mais il s'est plutôt accentué, pendant cinq ans après la suspension du traitement.

Observation X

Mme J..., 43 ans, sans profession, entrée le 14 janvier 1884. Réglée à 14 ans 1/2, facilement, sans douleur, avec assez d'abondance ; pas de leucorrhée. Mariée à 16 ans 1/2 ; 7 couches normales, la dernière à 33 ans, était une grossesse gémellaire et accompagnée, à partir du sixième mois, d'une impotence des membres inférieurs.

Il y a 6 ans, Mme J.... s'aperçut que ses règles avaient beaucoup augmenté d'abondance et s'accompagnaient de céphalalgies très violentes. A deux reprises, elle éprouva des crises de douleurs abdominales très intenses, ayant duré plusieurs semaines et ayant fait croire à une *péritonite*. Le traitement par l'iodure de potassium et celui par l'ergotine n'ont pas amené beaucoup de changement dans la situation.

Etat actuel. — La malade est une femme paraissant bien constituée, ayant de l'embonpoint. Le ventre est augmenté de volume et très pesant. Vertiges fréquents ayant fait penser à l'anémie cérébrale.

La marche ne peut être prolongée longtemps; l'appétit bon, le sommeil très agité; le travail impossible à cause des vertiges et des nausées. Violentes céphalalgies. Pendant les règles ou après la marche et les fatigues, la malade éprouve des douleurs abdominales lancinantes à gauche et dans les reins. Les règles sont régulières, mais trop abondantes et avec des caillots; elles durent 4 jours; leucorrhée abondante pendant 8 jours avant et 8 jours après les règles.

A l'examen, on trouve un fibrôme interstitiel considérable, de consistance demi-molle, hémisphérique, s'élevant jusqu'au milieu de la ligne du pubis à l'ombilic. On le constate aussi bien par le toucher que par le palper. Le col est gros, fermé et dur. Hyst. 14 cent.

Traitement — Du 25 janvier au 19 février, 4 *galv.-caustiques négatives* à 100° 5 m. Après la dernière, crise douloureuse, simulant une péritonite, analogue à celles d'avant le traitement. La malade resta 8 jours au lit.

Le 25 mars. — Cinquième *galv. caust. négative* à 100 mm. 5 m.

Nouvelle crise douloureuse. Règles plus abondantes qu'autrefois, le 12 avril sixième *g. c. négative* à 100° 5 m.

En raison du résultat défavorable des *galv. caust. négatives*, on change de pôle.

Du 1er juin 1884 au 17 juillet 1884, 5 *galv.-caust. positives*. Après la deuxième, les règles ont été normales, sans aucune douleur. La marche est maintenant plus facile. Hyst. 10 c. 1/2.

Du 17 juillet 1884 au 5 décembre 1885. — 19 *galv. caust. positives* et 4 *négatives*.

Sous l'influence des *galv. caust. positives*, les règles sont devenues beaucoup moins abondantes : la malade ne perd actuellement que pendant 2 jours, la dysménorrhée persiste, mais à un très-faible degré. La leucorrhée est aussi abondante qu'auparavant.

Le 17 juillet 1887. — La malade revue aujourd'hui est dans un état satisfaisant. Les règles sont régulières, ne durent que 2 jours et s'accompagnent d'une douleur de reins très-supportable. Le sommeil est tranquille, plus de céphalalgies; les vertiges sont excessivement rares et ne viennent qu'au moment des règles. Mais d'un autre côté, le volume du ventre reste tel quel, et la leucorrhée n'est pas diminuée.

Le 16 avril 1888. — Peu de modification dans l'état général : les vertiges sont venus un peu plus fréquemment pendant les derniers 6 mois. La dysménorrhée est maintenant totalement supprimée, ce que la malade attribue aux injections très chaudes faites pendant 10 jours, avant chaque époque menstruelle.

Au palper, le fibrôme paraît s'être pédiculisé du côté du péritoine et n'occupe que le fond de l'utérus. Il est très-mobile et absolument inaccessible au toucher. Le col est normal. L'hystérométrie ne peut être faite qu'avec la petite sonde d'abord et l'ordinaire ensuite — 12 1/4.

Le 10 juin 1890. — Nous revoyons la malade à son domicile ; elle se dit délivrée de tout accident morbide. Les règles ont conservé leur caractère normal ; les douleurs et les céphalalgies ne sont plus revenues. Le ventre même s'est affaissé, depuis un an, au dire de la malade. Comme nous ne l'avons pas connue antérieurement, nous ne sommes pas en mesure de confirmer cette opinion ; en tous cas, aujourd'hui, le ventre a un volume absolument normal. L'examen local n'ayant pu être fait, il nous serait difficile de mettre, dans cette note, des renseignements plus précis au point de vue de l'état anatomique.

En résumé, l'observation de Mme J.... est une des moins probante à l'égard des résultats du traitement électrique. Il est vrai néanmoins, que sous l'influence de 24 galvanisations positives et de 10 négatives, appliquées dans l'espace de 22 mois, les règles sont devenues moins abondantes, sans caillots, les vertiges disparurent presque et le sommeil revint. Mais les douleurs n'ont été que peu amendées, la leucorrhée ne fut pas modifiée; quant à l'état anatomique, il serait difficile de se prononcer. Néanmoins. les résultats qu'on a obtenus ont parfaitement persisté pendant 4 ans 1/2 déjà et l'amélioration a même progressé.

Observation XI

Mme Ect...., 22 ans, blanchisseuse, entrée le 15 mai 1883.

Réglée à 14 ans, régulièrement et sans douleur. Il y a trois ans, un enfant à terme.

A 21 ans, elle éprouve des symptômes de péritonite à la suite d'un coup de pied dans le ventre, reçu au moment des règles. La maladie a duré 2 mois. 1/2. Depuis Mme Ect... ne s'est jamais parfaitement remise, souffrant continuellement de la région où le coup fut porté.

La menstruation est devenue beaucoup plus abondante (dix à douze jours au lieu de quatre).

La dysménorrhée accompagnait les règles.

État actuel. — La malade est amaigrie, son teint est décoloré, l'inappétence est complète; vomissements fréquents depuis plusieurs mois. Crises nerveuses depuis l'accident. La marche et la station debout sont difficiles. Pas de leucorrhée.

A l'examen : Hyperesthésie des deux régions ovarienne surtout à gauche.

Au toucher, on sent un petit fibrôme interstitiel dans la paroi postérieure de l'utérus. Hyst. = 8 cent. Les culs-de-sac sont libres, l'utérus est mobile, pas de phlegmasie péri-utérine.

Donc, le diagn. est : fibrôme et douleur ovarienne.

Traitement. — Le 15 et le 17 mai 1883, 2 *faradisations utérines à fil fin,* tension maximum, pendant 5 minutes.

Du 24 mai 1883 au 22 juin 1884, 27 *galv. caust. positives à* 55 *mill. p.* 5 m.

De temps en temps, on fait pour les accidents hystériformes, un traitement complémentaire par les faradisations utérines ou la galv. du pneumogastrique. L'amélioration du côté de l'abdomen a été facilement obtenue, et nous trouvons notés dans la thèse du Dr Carlet (juillet 1884), les résultats suivants : diminution de la durée des règles (cinq jours au lieu de douze), suppression de la douleur ; relèvement de l'état général au point de permettre à la malade de reprendre le travail fatiguant de blanchisseuse, même pendant les règles, sans en être incommodée.

De juin 1884 à juin 1885, on a encore fait à la malade 14. *galv. caust. positives* à 100° 5 m. Même état excellent. Le traitement est suspendu.

En juillet 1886. — Même état symptomatique; mais l'utérus est manifestement augmenté de volume, et le fibrôme paraît avoir évolué du côté du péritoine, même sur les deux faces latérales indemnes auparavant. C'est le premier fait de ce genre dans la grande pratique du Dr Apostoli. En outre, l'hystérométrie avec la sonde ordinaire n'est plus possible (atrésie).

Le 14 juin 1888. — L'état général est toujours excellent. Les règles ont été très abondantes au mois de mars dernier, (13 jours), mais en avril et mai, elles sont revenues à leur abondance antérieure.

Le 20 octobre 1889. — La malade va toujours bien ; elle a continué son travail fatiguant, sans aucune interruption. La menstruation est redevenue peu abond. pendant 2 jours. Au toucher, la situation anatomique ne paraît pas changée, l'hystérométrie avec la petite sonde 7 1/2.

Quant à l'état de la malade aujourd'hui, le 1er juillet 1890, nous n'avons pas de renseignements très certains. On nous a informé qu'elle avait été atteinte il y a quelques mois d'une maladie de foie. Elle n'aurait eu ni pertes, ni douleur du bas-ventre dans le courant de l'année. Néanmoins, il est mieux de ne pas se baser sur ces données et de conclure tout simplement que :

41 séances de galv.-caustiques positives ont amené chez cette malade un relèvement incontestable de l'état général, une suppression des douleurs et des ménorrhagies, en même temps que l'état anatomique ne s'est nullement amélioré.

L'amélioration symptomatique s'est pleinement maintenue pendant 4 ans, 4 mois après la suspension du traitement. De juin 1885 à octobre 1889, la tumeur a, au contraire, augmenté de volume déjà une année après le traitement.

Observation XII

P..., E..., 44 ans, épicière, entrée le 7 juin 1883.

Rien à noter dans les antécédents héréditaires.

Réglée à 14 ans, avec abondance, pendant huit jours en moyenne, sans douleurs; pas de leucorrhée.

Mariée à 19 ans, a eu une grossesse avec accouchement normal. La santé resta parfaite jusqu'à l'âge de 30 ans. A cette époque, le ventre commence à grossir, les douleurs et la fatigue apparaissent. Devient veuve à 32 ans; bientôt après éprouve une douleur très aiguë dans le ventre, pour laquelle elle s'alite pendant 3 mois, et consulte M. le Dr Siredey; celui-ci diagnostique une tumeur fibreuse et conseille à la malade de s'adresser à un chirurgien; les Drs Guéniot, Labbé et Gosselin, consultés successivement, ont déclaré la tumeur inopérable, à cause des adhérences dans le bassin. A partir de cette époque et pendant sept ans consécutifs, le fibrôme provoque une série d'accidents : phlébite des deux jambes, douleurs aiguës abdominales, envies incéssantes d'uriner, etc. La malade avait très peu d'appétit, maigrissait et perdait ses forces. La menstruation était très peu abondante.

En 1874, elle se remarie, et, pendant les trois premières années de son second mariage, se porte mieux ; les règles sont beaucoup plus abondantes ; mais en 1880, la situation change, et il survient des pertes très abondantes deux fois par mois. En 1883, elle est envoyée à M. le Dr Apostoli.

Etat actuel en juin 1883. — La malade présente un aspect cachectique, la marche est très difficile, le travail impossible, le ventre est énorme, les membres émaciés. Circonférence abdominale au niveau de l'ombilic 110°. Au palper, la tumeur est très dure et distend la peau dépourvue de tout tissu adipeux sous-jacent. Elle remonte jusqu'à l'appendice xyphoïde.

Au toucher, le col et les culs-de-sac ont disparu, la tumeur absolument immobile, remplit toute l'excavation pelvienne, comprimant la vessie en avant et le rectum en arrière. Le méat est caché sous le pubis. Hystérométrie impossible.

Traitement. — 21 juin 1883.

Première galv. puncture négative, 55°, 10 m. faite afin de créer un canal artificiel dans la tumeur.

28 juin 1883. — *Deuxième galv. puncture négative,* 70°, 5 m.

Ces opérations déterminent un accroissement de douleurs et un écoulement de liquide séro-purulent.

3 juillet. — *Première galvano-caustique négative* 70° 8 m.

10 juillet. — *Troisième gal. puncture négative* 70° 8 m.

19 juillet. — *Deuxième galvano-caustique négative* 70° p. 5 minutes.

26 juillet. — *Troisième g.-c.*

17 août. — Les opérations ont toujours été suivies d'un écoul. séro-purulent, jaune-verdâtre, lequel a pris le 5 août une abon-

dance excessive. Tous les deux jours, fièvre et frissons ; l'appétit est nul. La tumeur semble avoir diminué de volume, la circonf. de l'abdomen au niveau de l'ombilic est aujourd'hui d'un mètre au lieu de 110 cent. On prescrit de la quinine et des injections antiseptiques.

20 septembre. — Les pertes séro-purulentes ont continué, mais l'amélioration est aujourd'hui évidente en tous points. Le facies est meilleur, l'appétit se réveille, plus de fièvre. Elle urine moins fréquemment, le ventre est moins gros (96 cent. dans la grande circonf.). Par le toucher, on peut atteindre maintenant l'orifice naturel du col et faire même l'hystérométrie.

Quatrième g.-c. négative 70°,10 min.

Octobre, cinquième g.-c. 70°, 5 m.

11 octobre. — 94 cent. de circonférence au niveau de l'ombilic. Les pertes sont de moins en moins abondantes. La marche est plus libre.

Sixième g.-c. n. 70° 10 m.

Du 17 octobre au 13 novembre. — *Septième et huitième g.-c. négatives* 70° 10 m.

L'amélioration continue. La malade engraisse. Les règles ne sont pas venues depuis quatre mois.

Du 13 novembre 1883 au 28 février 1887.

9me, 10me, et 11me	*galv c. négatives*	à 70°	10. m.
12me et 13me	»	80°	»
14me	»	90°	»
15me, 16me, 17me, 18me, 19me, 20me	»	100°	»

6 mars. — Du 28 février au 5 mars, réapparition des époques.

Du 6 mars au 19 juin 1887 on fait :

La 21me, 22me, 23me, 24me, 25me, 26me, 27me, et 28me *galv. caustique nég.* à 100°.

Le 24 juin. — La malade est aujourd'hui symptomatiquement restaurée. Le teint est frais et coloré, la marche et le travail faciles, la miction normale, l'engraissement considérable, la tumeur s'est mobilisée et est distante maintenant de 3 travers de doigt de l'app. xyphoïde.

Les deux orifices naturel et artificiel, distants autrefois de 3 centimètres ne sont séparés aujourd'hui que par un centimètre, le poids total de la malade a augmenté de 8 kilos.

10 juillet 1884. — *Vingt-neuvième galv. caust. nég.* 100°, 5m.

De juillet 1884 à décembre 1885. 38 galvano-caustiques intra-utérines négatives à 100° et 2 galvano-punctures vaginales à 100°, m. à un centimètre et demi de profondeur.

Suspension de tout traitement en décembre 1885.

11 novembre 1886. — La malade jouit d'une santé parfaite, comme il y a 20 ans. La menstruation est suspendue depuis une année. La tumeur est devenue excessivement mobile, son bord supérieur remonte à trois travers de doigt au-dessous de l'appendice xyphoïde.

Poids total = 150 livres.

La malade peut se tenir debout pendant plusieurs heures, faire son ménage, elle peut même laver son parquet assez facilement.

Depuis son traitement, elle n'a jamais eu de phlébite, accident si fréquent auparavant.

Circonférence abdom. au niveau de l'ombilic, 110 c.

20 juin 1887. — La santé de notre malade va de mieux en mieux. Elle engraisse encore et le travail est toujours plus facile.

4 janvier 1890. — Mme P..., qui n'a pas été soignée depuis plus de trois ans, dit s'être très bien portée, ne souffrant pas du tout, se sentant au contraire plus légère, n'ayant aucun écoulement sanguin, ou leucorrhéïque, marchant et travaillant beaucoup. L'appétit, le sommeil ont été très bons, les mictions un peu fréquentes.

Le 15 novembre 1889, brusquement, sans cause connue, elle a été prise d'un écoulement roussâtre peu abondant, mais continu, augmentant sous l'influence de la marche et du travail, et qui dure encore, mais très réduit.

Le 20 juin 1890. — Nous revoyons personnellement la malade, qui malgré le volume remarquable de son ventre, jouit toujours d'une santé parfaite.

Depuis sa dernière visite, le 4 janvier 1890, motivée par l'apparition d'un écoulement roussâtre bientôt disparu, la malade est restée dans le même état de santé parfaite, sans douleur, sans aucune perte sanguine ni leucorrhéïque, marchant et travaillant facilement.

Bon appétit ; digestions faciles ; sommeil tranquille. Facies de femme très-bien portante. Poids 169 livres.

A l'examen, le fibrôme arrive à 11 centimètres au-dessous de l'appendice xyphoïde. La circonf. abd. au niveau de l'ombilic 118 cent. Epaisseur de la peau au-dessous de l'ombilic 66 mm.
» au-dessus » 30 mm.

Au toucher, pas de col appréciable ; l'orifice est accessible. En arrière, on sent une partie de la tumeur.

En résumé, le traitement ayant consisté en 5 galv. punctures et 38 galvano-caustiques négatives a produit un relèvement rapide de l'état général, la cessation absolue des phénomènes de compression (douleurs, envies fréquentes d'uriner, etc. (la mobilisation de la tumeur et même une réduction de celle-ci). Les bienfaits de ce traitement ont été maintenus pendant 4 années 1/2.

Observation XIII

Mme Char..., 39 ans, blanchisseuse, entrée le 15 mai 1884.

Réglée à 14 ans, les règles duraient habituellement neuf jours, avec une abondance excessive, mais sans douleur. Mariée à 18 ans ; malade depuis sa première couche, c'est-à-dire depuis l'âge de 21 ans ; elle s'est toujours plainte d'une douleur abdominale à gauche. Depuis deux ans, la malade a été forcée d'interrompre son travail; depuis un mois, insomnie continuelle à cause des douleurs. L'appétit est bon.

A l'examen, fibrôme interstitiel du corps de l'utérus, développé surtout en avant.

Hyst : = 9 cent.

Traitement. —Du 17 au 27 mai. — *Deux galv. caust. positives* à 100°, 5 m.

En mai, elle a eu ses règles pendant sept jours seulement pour la première fois depuis son mariage.

Du 12 juin au 10 juillet 1884.— *Quatre galv. caust. positives.*

Toute douleur spontanée est disparue, les règles ont été peu abondantes, le sommeil est revenu. Amélioration très grande.

Le 15 juillet 1884. — Une perte est survenue et a duré trois jours.

Septième galv. caust. positive à 100 mill. 5 m.

Le traitement a dû être suspendu.

Trois ans après en juillet 1887, la malade a été revue, par M. le Dr Apostoli.

Elle allait très bien pendant ces trois années, jusqu'en mai dernier. L'état général était excellent, elle a engraissé, le visage est devenu coloré. Les règles ont toujours été régulières, pendant quatre jours, avec abondance moyenne, sans caillots et sans douleur. Le volume du ventre était normal; il n'y avait pas de sensation de pesanteur, ni de douleurs. La marche pouvait être effectuée pendant deux et trois heures de suite. Mais depuis mai 1887, les symptômes du début reparaissaient peu à peu (pesanteur abdominale, faiblesse, légères douleurs, leucorrhée).

Le 31 mai 1890. — Nous avons l'occasion de revoir la malade qui nous donne sur son histoire les renseignements suivants. Vers la fin de 1888, elle a commencé à éprouver des douleurs très intenses et continuelles, surtout à gauche; la marche est devenue difficile et tout travail impossible. L'amaigrissement était sensible; pas d'appétit, pas de sommeil. Elle perdait constamment un liquide roussâtre. En juillet 1889, un médecin appelé à domicile, constata la présence d'un polype, qui a été opéré par M. Nélaton à Lariboisière. Depuis l'opération, l'état de la malade est redevenu satisfaisant et absolument semblable à celui d'avant l'accident.

A l'examen, l'abdomen est légèrement ballonné, mais indolore à la pression. Au toucher, le col est hypertrophié et dur. L'utérus mobile et en latéroversion droite. Corps fibreux de la paroi antérieure du corps. Prolapsus des annexes gauches. Hyst. 8 3/4.

En résumé nous voyons une femme souffrant de ménorrhagies profuses et de douleurs intenses, dans un état général déplorable, subir sept galvano-caustiques positives à 100 mill. p. 5 m. Le traitement, insuffisant dans la majorité des cas, a supprimé ici, pendant trois ans, tous les anciens symptômes et procuré à la malade un soulagement absolu. Les symptômes fâcheux de l'année 1887-1888, ont été causés par la présence du polype, fait qui, par lui-même, non seulement n'est pas défavorable, mais qui constitue souvent le but du traitement électrique. Si la pédiculisation de la tumeur avait été immédiatement constatée, tous ces phénomènes n'auraient pas eu lieu, et nous aurions pu dire que les résultats primitifs ont persisté pendant six années entières. Mais dans les circonstances présentes nous préférons nous abstenir de toute conclusion quant à la persistance des résultats.

CONCLUSIONS

1° Le résultat le plus *constant* du traitement électrique des fibromes utérins par la méthode Apostoli, c'est la *restauration rapide de l'état général*. C'est celui qui rend la méthode de beaucoup supérieure aux autres moyens de traitement symptomatique.

2° *L'arrêt des hémorrhagies* s'obtient rapidement dans la *très grande majorité* des cas; dans quelque cas rares, il survient tardivement; enfin, exceptionnellement, il peut manquer (lésions des annexes, tumeurs fibro-kystiques).

3° Les *douleurs* sont assez constamment supprimées; mais le nombre des cas rebelles est un peu plus grand que pour les pertes.

4° Les tumeurs diminuent généralement de volume; elles disparaissent quelquefois complétement, elles sont fréquemment mobilisées, soit par destruction des adhérences, soit par pédiculisation. Il est exceptionnel, dans tous les cas que leur développement ne soit pas arrêté par le traitement.

5° *Les résultats ainsi obtenus sont très persistants : dix femmes sur treize* ont conservé *intégralement* les bénéfices de leur cure, pendant une période de 4-7 ans; les trois autres ont présenté quelques symptômes insignifiants, en comparaison de leur état antérieur.

INDEX BIBLIOGRAPHIQUE

Depuis 1882, c'est-à-dire depuis l'origine de la méthode Apostoli.

1. **Emmet (B. M. E.)** Fibroid tumor of the uterus removed by the galvanic cautery and by enucleation. Am. J. of Obst., 1883, p. 949.

2. **Weiss (I.)** — Die electrische Behandlung der uterus fibrome nach der Methode von Dr Apostoli. Zeitschr. f. Therap. mit Einbezhng d. Electr., 1885, p. 20.

3. **Zweifel (P.)** — Die electrolytische Behandlung d. uterus fibroïde. Central. f. gyn., 1884, p. 793, 796.

4. **Freeman (I. N.)** — Electrolysis a sa cure for uter. fibroids. New-York M. J., 1885, p. 262-264.

5. **Everett (I. F.)** — Electricity in the treatment of fibroids. N. York. M. J., 1885, p. 438-440.

6. **Mundé (P. F.)** — Electr. as a therap. agent in gynecology Med. Record, 1885, p. 553.

7. **Carlet.** — Du trait. électr. des tum. fibr. de l'ut. O. Doin., 1884.

8. **Apostoli.** — Note sur le trait. électr. des fibr. ut. par la galvano-caust. chimique, réponse à M. Zweifel. Archives de Tocol., août 1885.

9. **Walton.** — Analyse de la thèse du Dr Carlet. Ann. de la Soc. de Méd. de Gand, 1885, p. 122.

10. **Martin (Franklin H.)** — Electrolysis in Gynecology, with a report of the cases of fibroids successfully treated by electricity. J. Amer. M. Ass., Chicago, 1886, p. 61.

11. **Apostoli.** — De la galvano-puncture chimique vaginale négative en gynécologie. Union méd. des 16 et 19 octobre 1886.

12. **Idem.** — Note complémentaire sur mon *Nouv. trait. él. des fibr. utér.*, Gazette des hôpitaux, le 26 octobre 1886.

13. — De la galvano-puncture chimique dans certains fibrômes utér. première variété, opération de nécessité (commun. au deuxième cong. franc. de chirurg., 1886).

14. **Cutter E.** — The galvanic treatm. of uter. fibr., full text of. firstfifty cases Amer. J. of obstetric, N. York., 1887, p. 113, 253.

15. **Lawson Tait.** — In Brit. M. J. N° du 29 octobre 1887, p. 964.

16. **Martin (F. H).** — Treat. of fibroid by electrolysis with a descrip. of Apostoli's method. J. Amer. M. Ass., Chicago, 1887, p. 443-454.

17. **Rockwell.** — In New-York M. J. du 12 novembre 1887, p. 542-46.

18. **Webb.** — On the treatm. of fibr. by electricity. Brit. M. J., 1887, I, p. 1208 ; 1325 ; II, 62 ; 116.

19. **D'Arman.** — Trait. des fibrômes avec des courants de haute intensité (en italien). Revue vénitienne des Sc. med. Venise, 1887.

20. **Holland.** — Electrolysis of uterine fibr. followed by enucleation and sloughing. Brit. M. J., 1887, p. 493 ; 1888 p. 20 ; 60.

21. **Martin (F. H.).** — A meth. of treatm. of fibr. by strenger currents of electr. based upon exact dosage. Medical Record N. York., 1887 (Cong. int. Washington).

22. **Steavenson.** — On the tr. of fibr. by electr. Brit. M. J. 1887, II, p. 702-704.

23. **Apostoli.** — Statistique complète et réflexion sur tous les cas traités de juillet 1882 à juillet 1887 (Cong. de Dublin). Bull. gén. de Thér., 15 août 1887.

24. **Brown (B. B.).** — Electr. of fibr. tum. and exsud. Maryland M. J., 1887.

25. **Keith (Skene).** — The treatm. of. fibr. tumors of the ut. by electr. Edimb. M. J., 1888, février.

26. **Rosenbrugh (A. M.).** — The Apostoli treatment of. ut, fibr. and hypértr. Canada Pract., 1888, p. 43.

26. **Scott (Victoria),** — Treatm. of fibr. tumors by elect. Am. J. of Obst. 1888, p. 270-82.

28. **Jones Mary.** — N. York. M. J., 1888, le 25 août, p. 198 ; 226

29. **Carpenter (A. B.).**— A new method for supplying the continous or galvanic current in the treatment.of fibr. tumors of the uterus. Med. Record, 1888, p. 356.

30. **Werner (Mary B.).** — Electr. in the treatm. of fibr. of the uterus. Amer. J. Obst. N. York., 1888, p. 384-90.

31. **Apostoli.** — Note sur la galvanisation en gynécologie. De l'utilité et de l'innocuité des hautes intensités. Bull. méd. du 4 avril 1888.

32. Id. Note sur le trait. él. des fibr. utérins. Commun. à la Société méd. chir. de Brighton, le 3 mai 1888. Voir la Semaine M., 9 mai 1888.

33. Id. Note complém. sur le trait. él. des fibr. utérins. Modif. nouvelles et réponses aux objections. Med. Record de New-York du 8 septembre 1888. Arch. Focal. 809-840

34. Id. L'électricité en gynécologie. Réponse à M. Lawson Tait. Bull. méd. du 18 novembre 1888.

35. **Martin (F. H.).** — A report of fiften cases of fibrome, treated by galvanism. Amer. J. Obst. N. York. 1888, p. 643-49

36. **Parsons.** — On the action of the constant current on fibr. tumors Br. Gyn. Journal., 1888.

37. **Semeleder (F.).** — Electrolysis in uterine fibroïd. Tr. Intern. M. Cong. Wash., 1887, p. 688.

38. **Steavenson (W. E.).** — The electrolysis of fibroids. Brit. M. J., 1888, I, p. 20 ; 997.

39. **Spencer Wells.** — Brit. M. J., 12 mai 1888, p. 995-997.

40. **Tivy** (W. E.). — Three cases of uter. fibr. under treatm. by Apostoli méthod. Brit. M. J. 1888, I, 1376.

41. **Benedikt.** — Die electrotherapie der Gebärmutter Krankheiten. 1888, n° 30, Berl. Kl. Wochensch., p. 597-99.

42. **Playfair.** — (Note sur l'emploi de l'électr. en gynécologie). The Lancet, juillet 1888.

43. **Jacobi** (Mary P.). — Case of uter. fibroid treated by Apost., method. enucleation, of. the tumor Amer. J. obst., N. Y, n° 9, 1888. p. 806-815.

44. **Robson** (A. — W. M.) — The treatm. of. fibroid. by électrolysis. Prov. M. J. Leicester, 1888, p. 398.

45. **Buchmaster.** — The galvanic treatm. of. fibro-myomata. Brooklyn M. J., 1888, p. 353; 432.

46. **Brown** (B). — The medical treatment of. fibroid. Gaillard's M. J., 1888, p. 525.

47. **Gelli** (G). — Fibrome della parete anteriore dell. uter. metodo dell. Dott. Apostoli contra il fibrome insuccesso. Ann. di ostet. Firenzo, 1888, p. 272.

48. **Helmuth** (W). — Electricity in the treatm. of. uterine fibroid. Rep. Helmouth Housse N. Y 1887, 1888.

49. **Peek** (A. P). — Note on electrolysis of uterine fibrome. Ann. surg. Saint-Louis, 1888.

50. **Brose.** — Deutsche med. Wochenschrift, 1889, n° 24, p. 479-82.

51. **Delétang.** — Du traitement des fibrômes utérins par la méthode d'Apostoli. Paris. Doin, 1889.

52. **Martin** (F. H). — The treatm. of fibroids of the uterus by galvanism; with cases. Jour. Am. Assoc. Chicago, 1889, p. 1-11.

53. **Monat.** — Travail en portugais publié à Rio de Janeiro, 1887.

54. **Guimaraës** (Pedro H. da Gama). — Um ynovo tratamento dos fibro-myomas uterinos (Methodo Dr Apostoli., *Lisboa* Adolpho, Modesto impressove, 1889).

55. **Rutherfoord (H. T).** — Notes of a case of uterine fibroid. treated by electricity. Prov. M. J. Leicester, 1890, p. 2-5. Brit. Gynæc. J. Lond., 1888-1889, p. 323, 335.

56. **Schæffer.** — Therap. Monatschrift. Octobre 1889, p. 447-52.

57. **Buist (J. R).** — A review of the treatment of uterine diseases by electricity Amer. J. Obst. 1889, XXII, 247-259.

58. **La Torre.** — Fibrômes utérins; leur traitement par l'électrolyse (méth. Apostoli) et leur élimination fréquente sous-muqueuse par l'action de l'électricité. O. Doin, 1889.

59. **Steavenson (W. E).** — Thirty cases of fibromyomata, of the uterus treated by electricity. Saint-Barthol. Hosp. Report. London, 1888, p. 89-130.

60. **Gibbons.** — Brit. M. J., 1889, n° 1485, p. 1380.

61. **Satonski (V. F).** — Le traitement galvanique des fibrômes et des paramétrites, d'après Apostoli (en russe). Medizinskoe Obozrenie, 1888.

62. **Bigelow (H. R).** — Apostoli méthod. of treatment of uterine fibroid. Med. News Philad., 1889, p. 536.

63. **Massen.** — Metod Apostoli (en russe). Jour. akuscherstwa i jenskich bolern. St Pet., 1889, p. 252.

64. **Sécheyron.** — Electrolyse et hystérectomie vaginale. Archives de Tocologie, 1889, p. 298-304.

65. **Fischel.** — Ueber die Behandlung der uterusmyome mit den constanten galvanischen strome, nach Apostoli, p. 269-273. Prag. med. Wochenschrift, 1889.

66. *Idem.* — Ein Fall von Kindskpfgrossem intramuralem. Fibrom. Apostolische Behandlung. Ibid. p. 454-456.

67. **Keith (F.).** — On the treatm. of uter. tumors by electricity. Brit. M. J., 1889, p. 1281-1284.

68. **Martin (F. H.)** — Apostoli's method. with thrée illustrative cases N. Am. Pract. Chicago, 1889; p. 312-17.

69. **Noeggerrath** (E). — Zur Theorie und Praxis der electrischen. Behandlung der fibroide des uterus. Berl. Klin. Wochensch., 1889, XXVI, 151, 185, 542, 568, 594.

70. **Smith. (A. E.).** — Case of large fibrous polypus treated with electricity. Can. Med. Montreal, 1889.

71. **Danion** (**L.**). — Sur le trait. électr. des fibr. utérins. Electrothérapie, 1889, 101-173.

72. **Lawson Tait.** — Brit. Med., Y n° 1459, p. 299-301, 1889.

73. **Smith. (Lapthorn).** — A year's experience with Apostoli's method. with reports of cases. Am. J. Obs. N. y., 1889, XXII, 794-809.

74. **Bigelow.** — Gynæcological electro-therapeutics. London. 1889, H. P. Lewis, 243 p.

75. **Chalmogoroff** (S. S.) — Trait. électr. des fibrômes (en russe). Wratsch, H. P., 1889, p. 609-639.

76. **Goëlet.** — New-York, M. J., 1889, n° 549, p. 617-623; med. news Phil. 1890, p. 84-88.

77. **Apostoli.** — Trait. élect. des fibrômes utérins. Gaz. des Hôpitaux, 1889. p. 635.

78. **Aveling** (I. P.) — The electrical treatm. of. uterine tumors. Brit. M. J., 1889, 1162-64.

79. **Betton Massey.** — Electricity in the diseases of Women. Phil., 1889.

80. **Engelmann.** — (Von Kreuznach). Ein Besuch bei Apostoli. Centbl. f. gynäk., 1889, p. 427-30.

81. **Mundé** (P). — Electricité en gynécologie (traduc. fr. 1889, chez Doin).

82. **Orthmann.** — Berl. Kl. Woch., n° 21, p. 461-66; n° 22, p. 498-501.

83. **Hobart.** — (Mary F). Some clinical notes, on the work. of. M. Apostoli. Boston. M. J., 1889, p. 534-36.

84. **Gautier (G).** — De l'élimination possible des fibrômes et des polypes utérins sous-muqueux par les courants continus. Journal de méd. de Paris et *Bull. soc. Med. pratique*, 1889, 717-724.

85. **Baldy.** — Annales of gynæcology, 1889. Octobre. p. 9-12.

86. **Keith** (Thomas and Skene). — Part. II. Electricity in the treatm. of uter. tumors. Edimburg 1889. Ollivier et Boyd, 263.

87. **Baraduc.** — Traitement des fibrômes interstitiels par le drainage lympho-galvanique positif (capsulotomie); méthode localisée de profondeur. Journal de méd. de Paris, 1889, p. 545-581-590.

88. **Delosses.** — Du traitement électr. des fibrômes utér. Journ. de la S. de méd. de Lille, 1889, p. 431-455.

89. **Hall (Alice T.)** — From Apostoli's clinic. Am. J. of Obst. N. Y. 1254-1263.

90. **Alloway (T. J.)** — Case of utérine myoma treated by electricity and eventually by laparotomy. Montréal M. J., 1889-90, p. 497-99.

91. **Knapp (P. C.).** — What galvanometer should be used in the Apostoli méthod of the treatm of uter. fibr. Boston M. J., 1890, p. 21.

92. **Mac Ginnis (E. L. H.).** — The galvanic treatm. of uter. fibr. M. N. Phil., 1890, 88-91.

93. **M. Mordie (W. K.).** The effects of the electric current when applied to the femal pelvis organs a few expériments. The Lancet, London, 1890, I, p. 78.

94. **Skene.** — Remarks upon the use of electricity in the treatm of fibroid tumors of the uter. Méd. News Phil., 1890, 99.

95. **Apostoli.** — Des causes générales d'insuccès dans le trait. des fibrômes utér. par l'électrolyse suivant ma méthode, Bull. de la Soc. Méd. pratique, 1889, p. 673-680.

96. *Idem.* — Du trait. électrique des fibr. utérins devant la Société de chirurgie. Arch. de Tocologie.

97. **Lewandowski.** — Ueber den heutigen stand und die Methodik der electrolytischen Behandlung der uterus fibroide nach der Methode von dr. Apostoli in Paris; ueber dises Autors jüngste Antikritik und Beantwortung aller bisher gegen seine Methode erhobenen Einwürfe. Wien. klin. Wochens, 1889, p. 589; 607, 661, 677.

98. **Lucas-Championnière et Danion.** — Bull. de la Soc. de chirurgie, 1889.

99. **Massey.** — Two cases of complete anatomical cure of fibroids of the uterus under the Apostoli method, with remarks Maryl. M. J. Balt., 1889-90, p. 331.

100. **Pichevin.** — Valeur de quelques méthodes empl. dans le trait. des fibr. utérins., Gaz. des hôp., n° 8, 1890.

101. **Plicque.** — Le trait. électr. des fibrômes utérins; sa technique opératoire. G. hôp., n° 131, 1885.

102. **Potter.** — Fibroid tumors of the uterus treated by electrolysis. Westminster hosp. Review, 1889, 129-143.

103. **Gautier (G.).** — Electrolyse et galv. caust. chimique. Revue obst. et gyn., 1890, p. 156.

De la nature de la galvano-caustique intra-utérine. Communication à l'Académie de médecine 1890.

Discussions des Soc. savantes.

104. Discussion de l'Assoc. med. britan. à Belfast, 1887. Brit. M. J., 1 oct. 1887, p. 699-702. ibid. 19 nov. 1887, p. 1094-97.

105. Discussion du congrès intern. de Washington de 1887. Brit. M. J. le 14 janvier 1888.

106. Discussion du congrès de Glascow, 1888. N. M. Record, du 8 sept. 1888 (253-260).

107. Discussion de la Soc. de gyn. Britannique. Brit. M. J. du 14 avril, 1888, p. 798-799.

108. Discussion de Brighton. Brit. M. J., 1888, du 2 mai, p. 995-998 ; 1012-1015.

109. Discussion de la Soc. d'Obst. de Londres. Brit. M. J., du 30 juin 1888, p. 1384-86.

110. Discussion de Berliner Gesellschafft für Geburtshülfe und Gynæk. Centralbl. f. Gyn., 1889, n° 16, p. 278-282.

111. Discussion de la Soc. d'Obst. de Phil. Ann. of Gynæcology, 1889. January, 191-202.

112. Discussion de l'Assoc. méd. brit. à Leeds, 1889, Brit. M. J., 1889, n° 1503, p. 357-63.

113. Discussion à la Soc. de Chirurgie de Paris, 1889. Bull. de la Société, 1889, n° 7.

114. Discussion à la Soc. Amér. de Gynécologie à Boston, 1889, N. Y. M. J., 1889, n° 565, p. 360.

115. Discussion de Geburtsh. Gynækol. Gesellschaft in Wien. Centralbl. f. Gyn., 1889, n° 36, p. 635.

116. Discussion de la Soc. de Médecine pratique 1890. Bulletin de la Société.

TABLE DES MATIÈRES

Henri JOUVE, Imp. de la Faculté de médecine, 15, rue Racine, Paris.

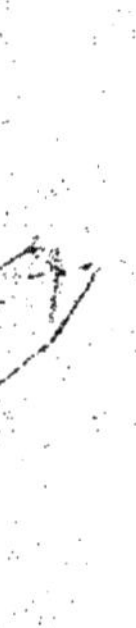

A LA MÊME LIBRAIRIE

HENRI JOUVE, imprimeur, 15, rue Racine, Paris.

www.ingramcontent.com/pod-product-compliance
Ingram Content Group UK Ltd.
Pitfield, Milton Keynes, MK11 3LW, UK
UKHW022120190726
13855UKWH00003B/968

9 782013 595681